针传四海

管氏针灸海外践行录

主审◎管遵惠

主编◎郭翠萍　管薇薇　管傲然　杨雨珠

中国科学技术出版社

·北 京·

图书在版编目（CIP）数据

针传四海：管氏针灸海外践行录 / 郭翠萍等主编 . —北京：中国科学技术出版社，2023.5

ISBN 978-7-5236-0050-4

Ⅰ.①针… Ⅱ.①郭… Ⅲ.①针灸疗法－中医临床－经验－中国－现代 Ⅳ.① R246

中国国家版本馆 CIP 数据核字（2023）第 036107 号

策划编辑	韩　翔
责任编辑	于　雷
文字编辑	靳　羽
装帧设计	华图文轩
责任印制	徐　飞

出　　版	中国科学技术出版社
发　　行	中国科学技术出版社有限公司发行部
地　　址	北京市海淀区中关村南大街 16 号
邮　　编	100081
发行电话	010-62173865
传　　真	010-62179148
网　　址	http://www.cspbooks.com.cn

开　　本	710mm×1000mm　1/16
字　　数	144 千字
印　　张	16
版　　次	2023 年 5 月第 1 版
印　　次	2023 年 5 月第 1 次印刷
印　　刷	北京长宁印刷有限公司
书　　号	ISBN 978-7-5236-0050-4/R · 2993
定　　价	98.00 元

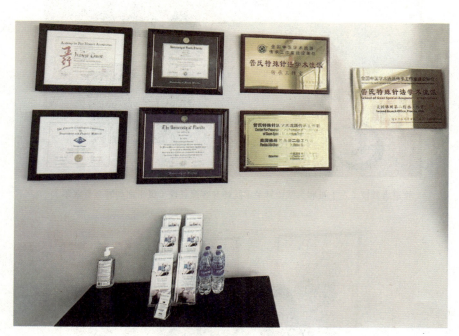

管氏特殊针法流派传承工作室（美国）

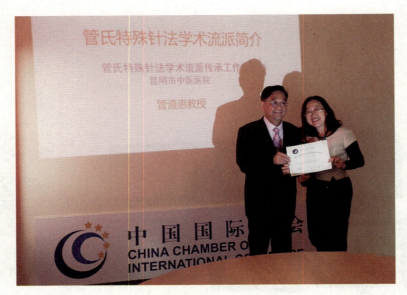

管遵惠教授（左）被聘为欧盟针灸学院终身客座教授（摄于比利时布鲁塞尔）

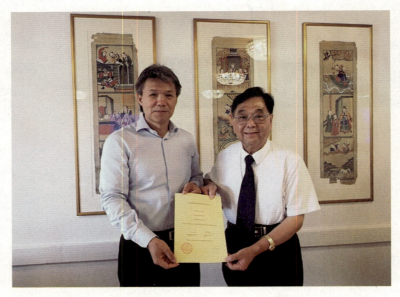

管遵惠教授（右）被聘为瑞士高等中医药学院终身教授（摄于瑞士苏黎世）

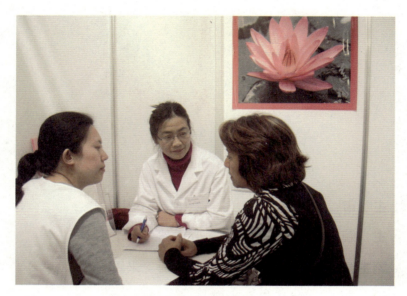

郭翠萍主任（中）诊治瑞士患者

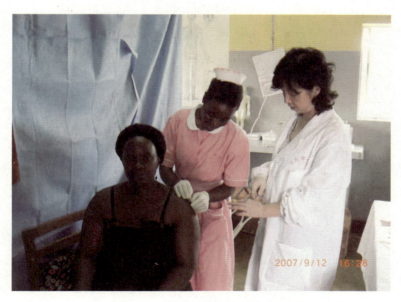

谭保华主任（右）为乌干达患者进行针刺治疗

编著者名单

主　审　管遵惠

主　编　郭翠萍　管薇薇　管傲然　杨雨珠

副主编　李　莉　杨　爽　王艳梅　朱路高

编　者　（以姓氏笔画为序）

丁丽玲　于　美　马寻院　王　丹　王　涛

王江海　方怡瑶　卢春玲　朱永兆　李红英

李黛颖　杨　梅　吴　凯　张华萍　赵玲漫

胡　阳　段晓荣　袁曼宇　耿春梅　徐　杰

郭　磊　郭书含　唐　瑛　黄佳慧　黄培冬

戚思杰　崔宁珈　康尼·谢勒（瑞士）

谭保华

内容提要

　　中医针灸学是中华文化的瑰宝，不仅对中华民族的繁衍昌盛起到了重要作用，还对世界医学的发展和大众的健康做出了重要贡献。管氏针灸六代相传，历练践行150多年，逐步形成了文化底蕴深厚且学术特点鲜明的管氏中医针灸学术流派。本书系统介绍了中医针灸的起源及发展，中医基础理论、中医学与哲学的关系，以及在此基础上不断发展壮大的管氏针灸学术流派的学术渊源、学术团队构建情况，还介绍了管氏针灸医学流派传承人在海外各地传播和实践的情况，通过针灸传播中医文化，弘扬中华文化。此外，还论述了海外民众对中医针灸的不同体验，以及针灸的适应证和典型病例。本书内容丰富，深入浅出，可供中医院校学生及临床中医针灸医师在临床践行时参考。

序

　　中华民族拥有五千年文明史，其间孕育出了灿烂的传统文化，中医学是中华民族优秀传统文化的瑰宝，针灸学是其中一颗璀璨的明珠。"中国医药学是一个伟大的宝库，应当努力发掘，加以提高。"2010年11月16日，联合国教科文组织将中医针灸列入"人类非物质文化遗产代表作名录"。中医药医务工作者更是担负着学习、传承中医药学术的历史使命，担负着发展、弘扬中医药事业的时代重托。

　　传承是中医药发展的根基，是坚守中医药精髓的前提，是中医学理论产生的土壤及发展的动力，是中医药发展创新的源泉。郭翠萍医师于1999年经云南省卫生厅遴选为国家级名中医管遵惠的学术继承人，2000年师承云南省名中医、全国老中医药专家学术经验继承工作指导老师管遵惠教授，是云南省首批中医药师带徒名老中医管遵惠的学术传承人。郭翠萍主任勤学善思，孜孜不倦，刻苦钻研，尽得管氏针灸真传。应邀赴瑞士学术交流工作多年，继承推广了管氏针灸学术经验，推动了中医学术流派的传承与发展。此外，还领衔主编了本书，介绍了管氏针灸传人在海外的学术交流和践行活动，以传播管氏针灸，弘扬中医文化，使管氏针灸名传四海。他们所做的这些工作，对传承管氏针灸的学术思想，发扬中医学术流派特色优势；立足临床实践，提高流派临床疗效；推进中医传承人才的培养，弘扬和发展中医事业，提高中医学术流派的整体形象和扩大社会影响力，都有积极的意义。希望管氏针灸医学流派，薪火相传，发扬光大。欣慰之余，乐为之序。

管遵惠

前　言

　　针灸学是中医文化的瑰宝，几千年来其不仅对中华民族的繁衍昌盛起到了重要作用，还对世界医学的发展及大众的健康作出了重大贡献。公元 6 世纪，针灸学传入朝鲜。公元 562 年，南北朝吴人知聪携带《明堂图》《针灸甲乙经》东渡，将针灸学传播到东瀛。公元 17 世纪初，中医学正式进入欧洲知识界，当时的主要载体是传教士的报道和旅行者的游记，以及欧洲境内传教士根据不同报道编写的中国书籍，其中以卫匡国的《中国新图志》、曾德昭的《大中国志》、基歇尔的《中国图说》和杜赫德的《中华帝国全志》影响最大。这些著作或多或少涉及一些对中国医学的记录，以传教士亲眼所见的中医治疗实例为多，成为欧洲自然哲学家、博物学家和汉学家研究中国的基本素材。1680—1689 年，相继有三部英文中医专著在欧洲问世，分别为 1682 年荷兰东印度公司医生卡莱耶尔所著的《中医指南》、1683 年在日本的荷兰东印度公司医生瑞恩编译的《针灸》以及 1686 年德国汉学家门采尔在《纽伦堡科学年鉴》上发表与卜弥格、卡莱耶尔共同署名的《中医钥匙》。这些著作中涉及中医脉诊术、舌诊术、针灸治疗、方剂及中医理论等专业知识。中医学的诊断与治疗技术、中医方法与理论，以英语形式呈现给欧洲读者，清除了欧洲科学家的中医知识盲点，为其认识与研究中国医学开辟了道路，将欧洲的"中国热"推向了小高潮。英国皇家科学院创始人波义耳、实验室总监胡克、牛津大学博德利安图书馆馆长海德及大英博物馆创始人斯隆等人也纷纷加入这股研究热潮。1972年尼克松访华以后，针灸学在大洋彼岸获得了迅速发展，至此拉开了世界性"针灸热"的序幕。中医针灸的疗效毋庸置疑，世界卫生组织早在20世纪80年代就向世界推荐了中医针灸的各种适应证。

在中医学悠久的发展历史中，出现了众多著名医家，诸位医家在继承前人理论研究成果和临床经验的同时，又在自己研究的领域有所创新、有所发现，形成了百家齐鸣的局面。师承授受、学习多家著作是培养中医学者成长的主要方式，也是中医学不断延续与发展的主要途径。多位中医医家研究相同的领域，拥有相同的学术见解与观点，再加上相互之间的师承授受关系，以及学术上的互相影响，共同构成了不同的学术流派。中医学派是学术发展表现的一种形式。因此，研究学术的发展，研究学派的形成、沿革与发展变化，是中医学发展的重要方法。

2016 年，国务院印发《中医药发展战略规划纲要（2016—2030 年）》，其中有三项重点工作与中医学术流派传承的研究息息相关：①提高中医药国际竞争力；②加强中医药理论方法继承；③强化中医药师承教育。中医学术流派传承研究是中医药传承发展的重要环节。

中医学术流派传承研究，既有国家层面的规划，也有国家中医药管理局及中华中医药学会的顶层发展设计。2012 年 12 月，国家中医药管理局公布了第一批 64 家全国中医药学术流派传承工作室的建设任务，其中昆明市中医医院是承担管氏特殊针法学术流派传承工作室的建设单位。2019 年 4 月 30 日，国家中医药管理局根据 64 家全国中医药学术流派传承工作室的验收成绩和发展潜力，公布了择优确定的 51 家流派传承工作室开展第二轮建设，管氏特殊针法学术流派传承工作室第二轮建设项目启动。管氏特殊针法学术流派重视人才培养，加强流派建设，建立了传承工作室，创建了管氏特殊针法学术流派传承工作室二级工作站，设立了示范门诊，组建了 200 多名学术传承人的学术团队和国外学术团队，进一步引领与带动了云南中医针灸学术流派的发展，以及对世界各地的影响。在管氏六代人的共同努力下，深入研究并整理了管氏针灸医学的传承理念和管氏特殊针刺手法的临床运用，提高了管氏针灸医学流派的学术地位和应用范围，为中医针灸的发展和创新添砖加瓦，为临床治疗和应用提供了更好的指导。

同时为了更好地推动管氏针灸医学流派和云南管氏特殊针刺手法在全国及世界各地的传播，促进全国各学术流派之间的交流与借鉴学习，管氏针灸医学流派传承人曾多次到世界各地进行交流实践工作，积极广泛开展管氏中医针灸学术流派的交流和实践工作，服务宣传管氏中医针灸医学流派学术经验。此外，管氏针灸学术流派传人根据世界各地情况，因人因地积极完善和发展管氏针灸学术流派的临床实践工作。因此，我们撰写本书，以总结和发掘管氏针灸医学在世界各地的实践工作，使管氏针灸医学流派得到进一步提高，从而获得更广泛地传播和影响，使伟大的管氏针灸学术技能更好地为全人类服务。

在本书付梓出版之际，感谢昆明市中医医院的各位领导及昆明市郭翠萍名医工作室成员、"春城计划"名医专项培养项目组的团队成员、同仁的关心支持。向为本书编辑整理付出辛勤劳动的各位专家、老师、领导表示衷心的感谢和崇高的敬意！

编　者

目　录

第1章　中医针灸文化发展

一、中医针灸的起源与发展

（一）概述

中医学是对我国劳动人民在漫长生活中同疾病做斗争的经验和理论总结，是在古代朴素唯物论和辩证法思想指导下，通过长期医疗实践逐步形成并发展的医疗理论体系。中医学是研究人体生理、病理，以及疾病诊断和预防保健的一门学科，于 2018 年被世界卫生组织（WHO）纳入具有全球影响力的医学纲要。中医学诞生于原始社会，早在春秋战国时期中医学理论就已基本形成，之后历代医家均有总结与发展。中医之名字也是相对西医而言的，在西方医学没有流入我国之前，中医有其独特且内涵丰富的称谓。中医理论对汉字文化圈国家影响深远，如日本汉方医学、韩国韩医学、朝鲜高丽医学等都是以中医学为基础发展而来。

春秋战国时期出现了解剖和医学分科，已经采用"四诊"，即望、闻、问、切；治疗方法有砭石、针刺、汤药、艾灸、导引、布气、祝由等。自古以来就有"医道相通"的说法，最早可追溯到黄老道家的典籍《黄帝内经》，其分为《灵枢》《素问》两部分，是传统中医学四大经典著作之一，也是我国医学宝库中成书最早的一部医学典籍，还是研究人体生理学、病理学、诊断学、治疗原则和药物学的医学巨著。《黄帝内经》创立了"阴阳五行学说""脉象学说""藏象学说""经络学说""病因学说""病机学说""病症""诊法""论治"及"养生学""运气学"等学说，涉及医学、天文学、地理学、心理学、社会学、哲学、历史学等，是现存的第一部中医理论经典和养生宝典，为中医学的发展奠定了基础。其后的中医学和养生学则在道家思想的基础上，开始运用阴阳五行解释人体生理，出现了医工、金针、铜钥匙等。

秦汉时期出现了现存最早的药物学专著《神农本草经》，记载了365种药物，分为上、中、下三品，其中植物药252种，动物药67种，矿物药46种，并首次提出了"君臣佐使"的方剂理论，至今尚为临床应用。

东汉医圣张仲景的《伤寒杂病论》，专门论述了多种杂病的辨证论治原则，为后世临床医学的发展奠定了基础。他已经对"八纲"（阴阳、表里、虚实、寒热）辨证有所认识，总结了治疗"八法"。汉代外科手术已具有一定水平，华佗便以精通外科手术和麻醉术闻名天下，还创立了健身体操"五禽戏"。

魏晋南北朝到隋唐五代，脉诊取得了突破性进展。晋代名医王叔和所著的《脉经》归纳了 24 种脉象，该书不仅对中国医学有很大影响，还传到了国外。这一时期医学各科的专科化已趋向成熟。针灸专著有《针灸甲乙经》，制药专著有《雷公炮炙论》，外科专著有《刘涓子鬼遗方》，病因专著有《颅囟经》，眼科专著有《银海精微》，世界第一部药典《新修本草》（亦称《唐本草》）也在此时出现。

唐代率先完成了世界第一部药典的编修工作，共载药物850 种，增加了药物图谱，进一步完善了中药学。另外，孙思邈总结前人理论和经验，收集 5000 多个药方，编写了《千金要方》，并采用辨证疗法，因其医德高尚，被尊称为"药王"。王焘编写了《外台秘要》。

唐以后中国医学理论及著作大量外传到日本、中亚、西亚等地。龙门石窟的药方洞窟门刻有诸多唐代药方，其中药物多达 150 种，包括植物、动物和矿物药，药方涉及内科、外科、小儿科、五官科等，方中所涉药材在民间均能找到，很大程度上方便了老百姓。这些药方不仅可以治疗常见疾病，还可以治疗疑难杂症，如疗噎方可治疗食道癌。其中有 95 个药方在公元 10 世纪被一位日本学者收录于《医心方》，足见它的价值和影响力。药方洞的药方是中国现存最早的石刻药方，对研究中国医药学有重要作用。

两宋时期政府设立翰林医学院，医学分科接近完备，并统一了针灸因传抄引起的穴位紊乱，出版了《铜人腧穴针灸图经》。此时，针灸教学也有了重大改革，王惟一设计制造等身大小的针灸铜人，供学生实习操作，这一创举对后世针灸的发展影响很大。

明代李时珍历时 27 年完成了中药巨著《本草纲目》，全书共记载药物 1892 种，成为中医本草史上的集大成之作。此时，西方医学开始传入中国，一批医学家主张中西医汇通，成为当代中西医结合的先声。同一时期，蒙医、藏医等受到中医的影响快速发展，朝鲜东医学也得到了很大的发展，如许浚撰写了《东医宝鉴》。

明末清初，有医家提出把伤寒、温病和瘟疫等区分，此后温病学说进入成熟阶段，出现了《温热论》《温病条辨》等专著。清朝末年，现代医学大量涌入，严重冲击了中医学的发展。许多人士开始主张医学现代化，中医学受到了巨大挑战，人们开始使用西方医学体系的思维模式加以检视中医，中医学陷入存与废的争论之中。同属传统中医学体系的日本汉方医学、韩国韩医学亦是如此。

民国时期，民国政府和北洋军阀政府一度主张废除中医，遭到中医界的强烈反对。这一时期出现了谢观的《中国医学大辞典》、陈存仁的《中国药学大辞典》、吴炳耀的《针灸纂要》、张锡纯的《医学衷中参西录》等著作。

新中国成立后，确定了中西医结合的方针，统编中医学教材，建立中医研究院、中医学院校、国家中医药管理局，将发展现代医药和传统医药写入宪法，评选了 30 位国医大师，表彰了他们在中医传承和创新方面作出的贡献，至此开始大力弘扬中医国粹。

2003 年"非典"以来，经方中医学开始有了复苏的迹象。目前在中国，中医仍是治疗疾病的常用手段之一，同时针灸亦引起国际医学界极大的兴趣。针灸已被证实在减轻手术后疼痛、怀孕期反胃、化疗引起的反胃和呕吐、牙痛等方面有很大作用且不良反应极低，虽然其在某些方面仍存在争议，数据亦模棱两可，但世界卫生组织认为针灸和一些草药的有效性得到了科学双盲研究的较强支持。

世界卫生组织在 2002 年 5 月 26 日发表了"2002—2005

年传统医药学研究全球策略"，邀请全球 180 余国将替代医学纳入该国的医疗政策。

2018 年，世界卫生组织首次将中医学纳入其具有全球影响力的医学纲要。新纳入的中医传统医学的相关信息将写入第 11 版全球医学纲要第 26 章内，该章节主要阐释传统医学的分类体系，将于 2022 年在世界卫生组织成员国实施。

2019 年底出现了 COVID-19，中医针灸在疾病的救治过程中发挥了巨大作用，其全程参与，且治愈率超高，让世界为之瞩目，中医针灸的复兴与发展迎来了历史性机遇。

（二）中医针灸的经典论著

中医经典论著指的是在中医学发展史上起到重要作用，具有里程碑意义的经典巨著，对古代乃至现代中医针灸学都有巨大的指导作用与研究价值。中医四大经典的具体组成一直存在争议，学术界一般将《黄帝内经》《难经》《伤寒杂病论》《神农本草经》看作是中医四大经典，部分中医教材把《黄帝内经》《伤寒论》《金匮要略》《温病条辨》列为四大经典。认同前者说法的人较多。《针灸甲乙经》是继《内经》之后又一部总结性专著，也是第一部针灸专著。《针灸大成》是对明以前针灸学术的又一总结，是学习研究针灸的重要参考著作。

1.《黄帝内经》

《黄帝内经》简称《内经》，原书共 18 卷，其中 9 卷名《素问》；另外 9 卷无书名，汉晋时被称为《九卷》或《针经》，唐以后被称为《灵枢》，每部分各为 81 篇，共 162 篇。《黄帝内经》非一人一时之作，主要部分形成于战国至东汉时期。《素问》主要论述了自然界的变化规律、人与自然的关系等，《灵枢》的核心内容为脏腑经络学说。《黄帝内经》是我国现存最早的研究人体生理学、病理学、诊断学、治疗原则和药物学的传统中医学巨著。它总结了春秋至战国时期的医疗经验和学术理论，吸收了秦汉以前有关天文学、历算学、生物学、地理学、人类学、心理学等学科，运用阴阳、五行、天人合一理论，对人体解剖、生理、病理，以及疾病的诊断、治疗与预防做了比较全面的阐述。从理论上建立了"阴阳五行学说""脉象学说""藏象学说""经络学说""病因学说""病机学说""病症""诊法""论治"及"养生学""运气学"等学说，反映了中国古代天人合一的思想，确立了中医学独特的理论体系，成为针灸学发展的理论基础和源泉。

2.《难经》

《难经》原名《黄帝八十一难经》，共 3 卷，原题秦越人撰。"难"是"问难"之义，或作"疑难"解。"经"乃指《内经》，即问难《内经》。作者把自己认为的难点和疑点提出，然后逐一解释阐发，对部分问题做出了发挥性阐释。

全书共分八十一难，对人体脏腑功能形态、诊法脉象、经脉针法等诸多问题逐一论述。但据考证，该书是一部托名之作，约成书于东汉以前（一说在秦汉之际）。该书以问难的形式，亦即假设问答、解释疑难的体例予以编纂，故名为《难经》。内容包括脉诊、经络、脏腑、阴阳、病因、病理、营卫、腧穴、针刺等基础理论，同时也列述了一些病证。该书以基础理论为主，结合部分临床医学，在基础理论中更以脉诊、脏腑、经脉、腧穴为重点。其中 1～22 难论脉；23～29 难论经络；30～47 难论脏腑，48～61 难论病；62～68 难论腧穴；69～81 难论针法。书中对命门和三焦的学术见解，以及所论七冲门（消化道的 7 个重要部位）和八会（脏、腑、筋、髓、血、骨、脉、气等精气会合处）等名目，丰富并发展了中医学理论体系。该书还明确提出"伤寒有五"，包括中风、伤寒、湿温、热病、温病，并对五脏之积、泻痢等病多有阐发，为后世医家所重视。全书内容简明扼要，辨析精微，常与中医典籍《内经》并提，被认为是最重要的古典医籍之一。本书有多版刊本和注释本。

3.《伤寒杂病论》

《伤寒杂病论》成书于东汉末年，是一部以论述外感病与内科杂病为主要内容的医学典籍，系统分析了伤寒病的原因、症状、发展阶段和处理方法，创造性地确立了对伤寒病的"六经分类"辨证施治原则，奠定了理、法、方、药的理论基础。作者张仲景去世后，几经周折，最终于宋代校订成《伤寒论》与《金匮要略》。其中共载药方 269 个，使用药物 214 味，是我国第一部临床治疗方面的巨著。

《伤寒杂病论》确立并发展了中医辨证论治的基本法则，创造性地把外感热病的症状归纳为 6 个症候群和 8 个辨证纲领，为中医临床各科找出了诊疗规律，成为指导后世医家临床实践的基本准绳。除了很多流传的著名方剂外，该书对针刺、灸焫、药摩、吹耳等治疗方法也有诸多阐述，还收集了许多急救方，如自缢、食物中毒等。张仲景对中医学的发展有巨大贡献，故被尊称为"医圣"。

4.《神农本草经》

《神农本草经》又名《神农本草》，简称《本草经》《本经》，是我国现存最早的药学专著，起源于神农氏，代代口耳相传，于东汉时期集结整理成书。全书共分三卷，载药 365 种，分上、中、下三品，一般认为上品无毒，可久服，能使人延年益寿；中品或有些毒性或无毒，既可治病也可补养；而下品多为有毒之物，只可用于治病，不可久服。这种分类法虽然粗放，但对当时的医药学，特别是治疗学有积极意义。《神农本草经》文字简练古朴，其所载之内容为中药理论精髓，是对中医药的第一次系统总结。书中对每一味药的产地、性质、采集时间、入药部位及主治病症都有详细记载，对各种药物的配伍、炮制方法等都有概述。更可贵的是，通过大量临床实践，已经发现了许多特效药，如麻黄可治疗哮喘、大黄可以泻火、常山可以治疗疟疾等。

书中还提出了一些药物学的初步理论问题，如组方的君、臣、佐、使原则，药物的七情和合、四气五味等，均为药物学和方剂学的发展提出一些理论基础。

5.《金匮要略》

东汉张仲景著述的《金匮要略》是中医经典古籍之一，撰于 3 世纪初，为作者原撰《伤寒杂病论》十六卷中的"杂病"部分，经晋代王叔和整理后，其古传本之一名《金匮玉函要略方》，共 3 卷，上卷为辨伤寒，中卷为论杂病，下卷则记载药方。后北宋校正医书局林亿等根据当时所存的蠹简文字重予编校，取其中以杂病为主的内容，仍厘定为 3 卷，改名《金匮要略方论》，全书共 25 篇，方剂 262 首，列举病证 60 余种，所述病证以内科杂病为主，兼有部分外科、妇产科等病证。《金匮要略》也是我国现存最早的一部诊治杂病的专著，是张仲景创造辨证理论的代表作。古今医家对此书推崇备至，称之为方书之祖、医方之经，是治疗杂病的典范。书名"金匮"，言其重要和珍贵之意，"要略"，言其简明扼要之意，表明本书内容精要，价值珍贵，应当慎重保藏和应用。

6.《温病条辨》

《温病条辨》为吴瑭多年温病学术研究和临床总结的力作。全书以三焦辨证为主干，释解温病辨治，同时参以仲景六经辨证、刘完素温热病机、叶桂卫气营血辨证及吴有性《温疫论》等诸说，析理至微，病机甚明，且治之有方。如书中归纳温病清络、清营、育阴等治法，实为对叶桂散存于医案中的清热养阴诸法的总结与提升。而分银翘散为辛凉平剂、桑菊饮为辛凉轻剂、白虎汤为辛凉重剂，使气分病变遣方用药层次清晰、条理井然。叶桂之验方，在吴瑭手中一经化裁，便成为桑菊饮、清宫汤、连梅汤等诸名方，足知吴瑭此书，不仅仅为纂集而撰，实是经心用意，为学术理论升华之作。

7.《针灸甲乙经》

《针灸甲乙经》又称《黄帝甲乙经》《黄帝三部针经》《黄帝针灸甲乙经》，成书于公元 282 年，为西晋皇甫谧所著，其总结了魏晋以前的针灸医学成就，吸收了《素问》《灵枢》《明堂孔穴针灸治要》的精华，删其浮辞，除其重复，经过繁重

的选材整理，并加入自己的实践经验编著而成。全书分为 12
卷，共 128 篇，前 6 卷论述基础理论，后 6 卷记录各种疾病
的临床治疗，包括病因、病机、症状、诊断、取穴、治法和
预后等。取穴时，采用分部和按经分类法，厘定了腧穴，详
述了各部穴位的适应证和禁忌、针刺深度与灸的壮数，是我
国现存最早的一部理论联系实际的针灸学专著。

8.《针灸大成》

《针灸大成》又名《针灸大全》，全书 10 卷，乃明代杨
继洲（济时）撰，刊于万历二十九年（1601 年）。杨继洲根
据家传《卫生针灸玄机秘要》（简称《玄机秘要》），参考明
以前 20 余种针灸学著作，并结合自身临床经验编成此书。卷
一首载仰伏人周身总穴图，针道源流，次载《针灸直指》，包
括选自《内经》《难经》17 篇有关针灸的论述；卷二为周身
经穴赋、百症赋、标幽赋等 10 篇针灸歌赋；卷三为五运六气
歌、百穴法歌等 20 篇歌赋及针灸问答；卷四为仰伏人尺寸图、
背俞穴、腹部穴歌、中指取寸、九针论、针法补泻、针灸禁
忌等；卷五为井荥俞原经合穴、子午流注针法、灵龟八法等；
卷六和卷七为五脏六腑、十四经穴之主治、经穴歌、考证法、
奇经八脉、经外奇穴等；卷八载《神应经》穴法及诸风、伤寒、
痰喘咳嗽等临床各科疾病针灸取穴法；卷九选录各家针法及

灸法，并附杨氏本人之针灸医案；卷十附陈氏（佚名）《小儿按摩经》，系现存最早的小儿按摩专书，赖本书之转载而得以流传。本书全面论述了针灸理论、操作手法等，并考定腧穴名称和部位，记述历代名家针灸医案，为对明以前针灸学术的又一总结，是学习研究中医针灸的重要参考著作。

二、中医学理论体系

中医学理论体系来源于历代医家对医疗经验的总结，以及对中国古代阴阳五行思想的认识与总结。内容包括精气学说、阴阳学说、气血津液、藏象、经络、体质、病因、发病、病机、治则、养生等。中医专著《黄帝内经》的问世奠定了中医学的理论基础，时至今日我国传统医学相关的理论、诊断法、治疗方法等，均可在此书中找到根源。

中医学理论体系是经过长期的临床实践，在唯物论和辩证法思想指导下逐步形成的，它来源于实践，反过来又指导实践，通过对现象的分析，以探求内在机理。因此，中医学这一独特的理论体系有两个基本特点，一是整体观念，二是辨证论治。中医基础理论是对人体生命活动和疾病变化规律的理论概括和探索。

（一）运气学说

运气学又称五运六气，是研究探索自然界天文、气象、气候变化对人体健康和疾病影响的学说。五运包括木运、火运、土运、金运和水运，指一年中自然界春、夏、长夏、秋、冬的季节循环。六气则是一年四季中风、寒、暑、湿、燥、火六种因子。运气学说根据天文历法参数用来推算和预测未来天象、气候、疾病发生流行规律，并提供预防、养生的方法。

（二）精气学说

气，是构成天地万物的原始物质。气的运动称为"气机"，有升、降、出、入四种形式。由运动而产生的各种变化，称为"气化"，如动物的生、长、壮、老、已，植物的生、长、化、收、藏。气是天地万物之间的中介，使之得以交相感应。

（三）阴阳学说

阴阳是宇宙中相互关联的事物或现象对立双方属性的概括。阴阳的相互作用包括阴阳交感、对立制约、互根互用、消长平衡、相互转化，阴阳是对立统一的，互不相容又紧密联系，互相排斥又互为补充。中医运用阴阳对立统一的观念来阐述人体上下、内外各部分之间，以及人与自然、社会这些外界环节之间的复杂联系。阴阳对立统一的相对平衡，是维持和保证人体正常活动的基础；阴阳对立统一关系的失调和破坏，则会导致人体疾病的发生，影响生命的正常活动。

（四）五行学说

五行学说是中国古代哲学的重要成就，其用木、火、土、金、水五个哲学范畴来概括客观世界中不同事物的属性，并用五行相生相克的动态模式来说明事物间的相互联系和变化规律。五行学说以五脏配五行，即肝与木、心与火、脾与土、肺与金、肾与水，五脏与五行相生相克应保持相对平衡与稳定，和谐相处。如果五脏与五行失调，出现太过、不及或反侮，将会导致疾病的发生，这对推断疾病的好转和恶变、治疗方法，提供了充足的依据。中医学主要运用五行学说阐述五脏六腑间的功能联系，以及脏腑失衡时疾病的发生机制，也用以指导脏腑疾病的治疗。

中医学研究的不是微观病毒细菌如何作用于人体，而是研究人体各系统间的关系，并通过中药、按摩、针灸、情志调节等方法协调各系统之间的平衡，以保持身体健康。

五行的交互作用包括相生、相克、制化、胜复、相侮、相乘、母子相及。

（五）气血津液学说

气血津液是构成人体的基本物质，是脏腑、经络等组织器官进行生理活动的物质基础。气是构成和维持人体生命活动的最基本物质，具有推动、温煦、防御、固摄、气化等功能，气聚合在一起便形成了有机体，气散则形体俱灭。庄子说："通天下一气耳"，全天下就是一个气。有了气，就会运动，就可生生不息，变化不止；没有这口气，生命则停止运动。

血是构成和维持人体生命活动的基本物质，具有很高的营养和滋润作用。血必须在脉中运行，才能发挥它的生理作用。其内可至脏腑，外可达皮肉筋骨，不断对全身各脏腑组织器官起到营养和滋润作用，以维持人体正常的生理活动。

津液是指各脏腑组织器官的内在体液及正常分泌物，是机体一切正常水液的总称。津和液的性状功能及分布部位各有不同，津质地较清稀，流动性大，分布于体表皮肤肌肉，并能够渗注于血脉，以起到滋润作用；液质地较浓稠，流动性小，流注于骨节、脏腑、脑髓等组织，以起到濡养作用。

气血津液都是机体脏腑、经络等各组织器官进行生理活动所需要的能量，如果代谢不正常，就会引发疾病。

（六）藏象学说

藏象学说主要研究五脏（心、肝、脾、肺、肾）、六腑（小肠、大肠、胃、膀胱、胆、三焦）和奇恒之腑（脑、髓、骨、脉、胆、女子胞）的生理功能和病理变化。

藏，指人体内的五脏六腑、奇恒之腑，通称为脏腑。象，一指"形象"，即脏腑的解剖形态；二指"征象"，即脏腑表现于外的生理病理现象；三指"应象"，即脏腑相应于四时阴阳之象。

透过外在"象"的变化，以测知内在"藏"的生理病理状态，称为"从象测藏"，即"视其外应，以知其内脏"。"脏腑"不单是解剖形态的概念，而是包括解剖、生理、病理在内的综合概念。

（七）经络学说

经络学说是研究人体经络的生理功能、病理变化与脏腑相互关系的学说。经络被定义为人体内气血运行的通道，起沟通内外，连接全身的作用。病理状态下，经络系统功能发生变化，呈现出相应的症状和体征，通过这些表现可以诊断体内脏腑疾病。经络在中医学的重要性，正如《扁鹊心书》

所说"学医不知经络，开口动手便错。盖经络不明，无以识病证之根源，究阴阳之传变"。

经络系统包括十二经脉、十二经别、奇经八脉、十五别络、浮络、孙络、十二经筋、十二皮部等。

（八）病因学说

《黄帝内经》将病因分为阴阳两类，即"生于阳者，得之风雨寒暑；生于阴者，得之饮食居处，阴阳喜怒"。张仲景在《金匮要略》中把病因分为三类，即"经络受邪入脏腑，为内所因；四肢九窍，血脉相传，壅塞不通，为外皮肤所中；房室、金刃、虫兽所伤"。宋代陈无择提出"三因学说"：外所因、内所因、不内外因。近代则将病因分为四类：①外感病因，包括六淫（风、寒、暑、湿、燥、火）和疠气；②内伤病因，包括七情（喜、怒、忧、思、悲、恐、惊）、饮食失宜、劳逸失度；③继发病因，包括痰饮、瘀血、结石；④其他病因，包括外伤、寄生虫、胎传、诸毒、医过。

（九）中医各家学说

中医各家学说是研究中医主要学术流派的形成与发展，历代著名医家的学术思想、学术成就和临床经验，以及各种主要学术的源流、贡献及影响的一门中医学科。中医各家学说内容丰富，包括中医学术流派、伤寒学说、温病学说、汇通学说等，是在《中医各家学说》教材基础上的深化，论述其学术观点的疑点、难点和争议；火热学说、肾命学说、脾胃学说、痰饮学说、瘀血学说、郁证学说、攻邪学说、形神学说、体质学说、气味学说、其他学说等，阐发了这些学说的理论形成、学术内涵和外沿、学术发展与意义，以拓宽知识视野；辅助中医临床工作者全面理解中医学说，进一步加强中医药临床工作者运用中医药理论来服务众多患者。

中医各家学说是中医专业教学中的重要课程之一，是以学习和掌握在中医学术发展长河中涌现出来的历代著名中医学家的学术思想和临床经验为中心内容的一门课程，对中医理论与临床的提高有很大意义，研究领域包括中医医家的学术思想和临床经验、中医不同学术流派及各种学说。

中医研究生的教材是在原有本科教材《中医各家学说》的基础上编写完成的，定名为《中医各家学说专论》。历代医家在潜心研究和多年临床的过程中认真总结、反复思考，对中医理论与临床研究提出了不同的见解与新的学说，使中医理论不断发展与完善，临床治疗方法与技艺不断丰富，推动了中医整体水平的提高和学术进步。学说的形成与医家大量临床实践经验有关，也和他们深入研究与思考、创新密切相关。因此，有些学说的形成与一些医家的共同倡导而形成的学派有一定关系，但不是所有学说的形成都与学派有关。研究生教材的编写重点突出了中医各种学说形成的学术渊源、学术发展、学术内涵、学术争鸣、学术影响与价值，并对学说的发展与前景提出了一些建议和看法，以达到"宣明往范，昭示来学"的作用。为了使中医理论水平和临床水平在大学本科阶段学习后有进一步提高，各家学说的内容尽可能围绕常见的问题或新的学说或旧问题的新近研究成果加以阐发，力求理论密切联系临床实际，以期达到帮助研究生深化理论知识，开拓临床思维，拓宽研究领域的目的。

中医各家学说是中医学发展到一定阶段和水平的产物，是在长期学术发展传承过程中逐渐形成的。由于各医家学术主张或学术观点有所不同，研究的角度与方法各异，以及研究者的哲学观念、所处地域或环境的差异，形成了各具特色的学术流派。随着社会的进步，中医针灸学应该发扬传统，吐故纳新。中西结合，面向当代，成为中医针灸学术发展的态势，成为全世界关注学习中医针灸学的依据。

三、中医学与哲学的关系

　　中医学是在古代哲学思想的孕育中发展起来的，其充分吸收了传统哲学思想的精华，即气、阴阳、五行等学说，从而形成了中医理论的基本构架。而中医论气，更加明确，《灵枢·经脉》曰"人始生，先成精"，气是由精化生的极细微物质。《素问·阴阳应象大论》曰"精化为气"，精是脏腑功能活动的物质基础，而气是推动和调控脏腑的动力。《灵枢·决气》曰："人有精、气、津、液、血、脉，余意以为一气耳。"人的宗气来源于自然界的清气和水谷精气，两者与人的生命力紧密联系，缺一不可。再如《管子·枢言》曰："有气则生，无气则死，生者以其气。""气"字往往表示精力旺盛、体力充沛，《素问·六节藏象论》曰："气合而有形，因变以正名。"世界的本原就是气，如《素问·天元纪大论》引《太始天元册》曰："太虚寥廓，肇基化元，万物资始，五运终天，布气真灵，摠统坤元。"这一点《素问·五常政大论》说得更清楚，即"气始而生化"，气的生生不息，变化无穷，使宇宙万物滋生，行于天道，终而复始。

　　当我们视中医学为"道的医学"时，在方法论上与所谓的科学及现代医学便发生了分歧。《易经·系辞》曰："形而上者谓之道，形而下者谓之器。"中医学与现代医学在研究对象和方法、理论、概念范畴上都有极大的不同。"道"强调的是运动过程和整体变化，认识"道"需要理性与直觉，需要系统的方法，且语言描述上多用类比，描述的事物本质"象"什么。"器"为感受的事物，强调的是物质的结构和功能，认识"器"需要借助物理、化学等科技手段，需要还原的方法，且语言描述多用具体概念，明确指出事物的本质"是"什么。所以道的医学就没有告诉我们"心"是什么，而是象"君主之官，神明出焉"或"心者，生之本，神之变"。亦没有告诉我们"肝"是什么，而是象"肝，将军之官，谋略出焉"，或"肝者，罢极之本，魂之居也"。中医学强调的是运动过程与状态变化，相比较下，西医对"心""肝"的描述定义精确很多。

中医哲学将研究人及人的生存作为基础内容。哲学家牟宗三先生说："与西方式的以知识为中心、以理智游戏为特征的独立哲学不同，中国哲学是以生命为中心，由此展开他们的教训、智慧、学问与修行"（《中国哲学的特质》）。人是一个有自然意识的生物体，只有顺应天意，了解与纠正自身的人生观与价值观，对自身的各种行为进行控制，才能达到与天共存、天人合一的境界。中国哲学最终目的是天人观念，这一点中西文化有非常大的差异。李大钊先生说过：西方文化是"人间征服自然的",东方文化是"自然支配人间的"(《东西文明根本之异点》)。西方苏格拉底和柏拉图关于人与世界、自然关系的学说,也蕴含有"天人合一"的思想,可见中西方哲学许多观点是可以通用的,如世界观和宇宙观。

西方哲学更强调征服、战胜自然,认为世界与人都是上帝创造的,人是站在自然界之上的。这些思想观念影响至深,很大程度上铸就了西方文化在人与自然关系上的基本态度。而在这些方面,东方哲学的"天人合一"思想更加优秀,可以视为既是一种宇宙观或世界观,又是一种伦理道德观,再深一层而言,还代表着一种人生的追求、人的精神境界。此外,无论是天人感应论还是本体论,认识论或道德论,都宣扬"民吾同胞,物吾与也"的仁爱精神,中国哲学与中华传统道德修养的密切联系,无不说明文化与哲学相通的本质和内涵。

中国哲学重视"五行",最早的史书《尚书·甘誓》指出:"有扈氏威侮五行,怠弃三正,天用剿绝其命。"五行大致是源于商代后期以来方位观念的术数化,甲骨文中有很多关于"四方""四土"的记载。东汉建初四年的《白虎通义》上说:"因夫妇,正五行,始定人道。"《尚书·洪范》曰:"五行:一曰水,二曰火,三曰木,四曰金,五曰土。水曰润下,火曰炎上,木曰曲直,金曰从革,土爰稼穑。润下作咸,炎上作苦,曲直作酸,从革作辛，稼穑作甘。"

关于"五行"，不仅中国哲学讲，西方哲学也有同样或相似的认识。古希腊时期相当于我国西周末期到春秋时期，思想家、科学家、哲学家泰利斯说："水是万物的本原。"另一位哲学家赫拉克利特讲"火"，认为万物的本原是火。宇宙就是一场大火，每隔若干年就燃烧一次，然后熄灭，又再次燃烧，而这种燃烧又有自身的分寸和尺度，有自己的规范，却不受任何外在力量的支配。这一点似与中国唐代诗人杜甫的一首诗意思相近，即"楚山经月火，大旱则斯举。旧俗烧蛟龙，惊惶致雷雨。爆嵌魖魅泣，崩冻岚阴旷。罗落沸百泓，根源皆万古"。许多西方哲学家都喜欢用火或太阳作比喻表达自己的认识，尤其是斯多葛派（斯多亚学派），认为火是最初的元素，是主动的本原，土、水、气三种元素由火产生，但水和土是构成万物的被动元素。

另一位古希腊哲学家恩培多克勒曾提出，火、土、气、水是组成万物的根，被后人归结为"四根说"，认为万物的生成和消灭就是四根的运动。西方早期的哲学思想是科学思想的萌芽，西方哲学往往把自己和科学，如数学、物理学及后来的化学联系在一起。

中医学的理论基础就是五行。《素问·脏气法时论》说："五行者，金木水火土，更贵更贱，以知生死，以决成败。"中医用金、木、水、火、土五种物质的运动，来解释人的生理病理现象。比较看来，中医五行学说更加深刻地阐释了事物之间相互关系的抽象概念，以五行的特性和相互关系来研究机体的脏腑、经络、生理功能属性，将人的脏腑生理活动、病理反应按五行特性加以说明，外应五方、五季、五气，内联五脏、五官、形体、情志。从中医五行学说中可以清楚看到，人体的内在环境与外在自然环境的统一联系，还能显示出相生相克、制化胜复的关系。从这些周密、整齐、系统方面来说，中医的五行生克学说显然要比哲学上单纯所讲五行和四根更系统，更能说明问题，更有实际意义，也更丰富、完备、完善得多。

中国哲学关注思维和看待世界的方式，最重要的是将事物视为一个整体，世界上任何一个事物都是一个整体。整体思维是一种以普遍联系、相互制约观点来看待事物的思维方式。世界上的事物都处于普遍联系之中，都是变化发展的，包含着相互对立的两个方面，对立的两面又相互依存、包含、彼此转化的。正如老子所说："有无相生，难易相成，长短相形，高下相倾，音声相和，前后相随，恒也。"又说："反者道之动。"中国哲学强调的就是事物既相互对立而又趋于统一的本质。《系辞》的"一阴一阳之谓道"，是《周易》辩证思维的核心，更是哲思镂镂，彪炳青史的千古绝唱。

西方著名哲学家黑格尔的哲学思想就是辩证法哲学，他指出事物存在的矛盾正是通过归纳与演绎的互补来弥补双方不足的，而"辩证"表现为归纳与演绎的交替运用。由此可见，西方的许多思想成果和中国哲学具有相似性，可以说是人类在同一个世界里获得的共同经验。

而中医学最讲辨证，其"证"的发展，体现"论治"环节，是中医诊断疾病、治疗疾病最基本的方法，也是中医临床诊疗的基本特点。中医辨证，是指通过四诊所得的临床症状、体征综合分析，了解疾病的病因、病性、病位，以得出适当结论。论治，是在辨证的基础上，经过进一步思考、衡虑而确立治疗法则。辨证是确定治疗原则和方法的前提与依据，论治是治疗疾病的手段和方法，也是检验辨证是否正确的标准。良好的临床效果，来源于辨证的准确和治疗经验的积累。辨证论治是中医学理论与实践结合的纽带，同时也是中医学精华思想的重要的体现。

中医还以辨证思维、类比思维来解释人与自然和人体内部脏腑之间的关系，阐明疾病病理、诊断、预防、治疗等方面的问题。中医经典《黄帝内经》《难经》提出的辨证思维原则之一，就是在类比思维基础上建立起来的同类相推、异类不比的理论体系。《墨子·公孟》曰"异类不比，说在量"，明确提出"异类不比"的原则，即异类不能相推。《黄帝内经》是提倡同类相推的，如《素问·示从容论》所曰"夫圣人之治病，循法守度，援物比类，化之冥冥，循上及下，何必守圣"。类比思维，同类相推，也是中医哲学理论特色之一。

从思辨角度来看，中医学理论不仅有着严密的逻辑思维、推理、概念和命题，还有着非逻辑的类比、形象、顿悟和直觉。历史上许多名医著述，如计楠的《客尘医话》、王士雄的《潜斋医话》、陆以湉的《冷庐医话》等，都有所记载，这也从侧面说明了中医学术理论的丰沛。我们学习中医辨证思维，要在逻辑和非逻辑之间更加自觉地融合，直觉思维和灵感，形象思维和想象，在实践中广博学习，熟练驾驭非逻辑思维，这也是提高临床水平，把握中医精髓的一个重要方面。

（一）中医学的特点

中医学具有完整的理论体系，以"天人合一""天人感应"为立论依据，并将这一观念具体化、实践化，将人与天看成一个有机联系的整体。《灵枢·岁露论》曰："人与天地相参也，与日月相应也。"在临床治疗中，中医学强调整体观念、全面诊断、辨证论治，人与自然、人与社会是一个统一体。孔子曾感叹："逝者如斯夫，不舍昼夜。"任何事物都如川似流，运行不绝，生生不息。《素问·宝命全形论》曰："天覆地载，万物悉备，莫贵于人。"又曰："人以天地之气生，四时之法成。"中医学借用中国传统文化的内涵，把天、地、人、时的统一关系作为研究对象，建立系统的理论，形成了中医学特点。这不仅是古人为了保养生命和治疗疾病做出的一种创造，也是中医理论框架和临床治疗学的主体。

中医学认为人是自然界的组成部分，由阴阳两大类物质构成，阴阳二气相互对立而又相互依存，并时刻都在运动与变化之中。生理状态下，两者处于动态的平衡之中，一旦这种动态平衡受到破坏，即呈现为病理状态，在治疗疾病，纠正阴阳失衡时并非采取孤立静止的观点看问题，而是多从动态的角度出发，即强调"恒动观"。中医学认为人与自然界是一个统一的整体，即"天人合一""天人相应"。人的生命活动规律及疾病的发生等都与自然界的各种变化，如季节气候、地区方域、昼夜晨昏等，息息相关，人们所处的自然环境不同或人对自然环境的适应程度不同，其体质特征和发病规律亦有所区别。因此，在诊断、治疗同一种疾病时，多注重因时、因地、因人制宜，并非千篇一律。中医学认为人体各个组织、器官共处一个统一体中，不论在生理上还是在病理上都是互相联系、互相影响的，其从不孤立地看待某一生理或病理现象，如头痛医头、脚痛医脚，而是多从整体角度来对待疾病的治疗与预防，特别强调整体观。

哲学是一切科学的基础，哲学研究的是事物的最基本特性、事物间的关系及运行方式，以及解决问题的具体方法，也就是方法论。哲学来源于科学，也高于科学，它是事物的本原，哲学思想既能促进科学的发展，也能与科学互相印证。

以上论述明显地反映了中医学与哲学的关系，中医学的起源依据于哲学，发展亦是依据于哲学，具体的治疗手段同样依据于哲学。中医学几千年的发展同样也证明中国古代哲学的价值。我们认为中医学是中华民族在长期生产实践中的智慧结晶，是中华文明的宝贵财产，我们不仅要大力发展中医，还应该将中国古代哲学用以指导中医学临床实践，让中国哲学在现代焕发新的生机。

中医学是在古代哲学思想的孕育中发展起来的，它充分吸收了传统哲学思想的精华——精气、阴阳、五行等学说，从而形成了中医理论的基本构架。这些世界观和方法论为中医学的创立和发展提供了理论依据。被奉为群经之首的《易经》是中国古代哲学的起源，普遍的观点认为，对《易经》的不同解读而形成了儒、道两家不同的思想体系。孙思邈曾说"不懂《易》，不足以言医"；儒家也提出"不为良相，便为良医"，中医学与《易经》的关系可见一斑。学习认清中医药文化的背景与内涵，对我们正确认识中医学的价值和地位，以及今后对其的传承和发展都至关重要。

（二）中医学的哲学观

中国哲学把"阴""阳"看作是矛盾运动中的两个对立范畴，并以双方变化的原理来说明物质世界的运动。中国哲学认为事物都包含阴阳两个方面、两种力量，这两种力量是相反相成，相互推移，不可偏废的。无论自然、人事，都不出此道，阴阳是构成事物的本性及其运动的法则。《诗经·大雅》曰："既景乃冈，相其阴阳，观其流泉。"《管子·乘马》曰："春秋冬夏，阴阳之推移也；时之短长，阴阳之利用也；日夜之易，阴阳之化也。"四时与昼夜的更替，日有升落，月有圆缺，都是阴阳双方运动变化、相互作用的结果。宇宙万物都蕴含着阴阳两个相反的方面，阴阳相互作用产生的冲和之气是推动事物发生发展变化的根源。《周易》曰："立天之道，曰阴与阳。""一阴一阳之谓道"，阴阳的存在及其运动变化是宇宙的基本规律。

中医哲学也认为阴和阳是事物的相对属性，存在着无限可分性。阴阳的相互作用是事物发生、发展和变化的根本原因；阴阳的对立制约、互根互用和相互转化，是阴阳之间相互关系和相互作用的根本形式。

阴阳的相互作用又是在阴阳双方不断消长运动中实现的。阴阳消长是量变过程，阴阳转化是量变基础上的质变。《素问·阴阳应象大论》曰："阴胜则阳病，阳胜则阴病；阳胜则热，阴胜则寒。"阴阳转化必须具备一定条件，即"物极必反"。水加热会由液态变为气态，一年四季的更替，春天是阳之始，夏天是阳之盛，秋天是阳衰而阴起，冬天则是阴盛。正如杜甫诗中所言："造化钟神秀，阴阳割昏晓。"阴阳变易，就是老子的"物极而必反"学说。"极"是事物发展到了极限、顶点，是促进转化的条件，阴阳消长、阴阳转化是中医辨证思想的主流。

1. 整体观念

整体观念是中医学对人体本身统一性和完整性、联系性的认识，以及对人与自然相互联系的整体认识。中医学认为人是一个有机整体，是由若干脏器和组织器官所组成的。各个器官、组织都具有各自不同的功能，决定了机体的整体性和统一性。人与自然相互统一，自然界存在着人类赖以生存的必要条件，自然界的变化可以直接或间接影响人类。人体在功能上与自然相互协调，相互为用，在病理上又相互影响，即所谓天人合一，将人体各部分割裂开来，或将人体与外界环境割裂开来的思想都是不正确的。一位好的中医师在诊断疾病时，除了要考虑人体内部各脏器、气血津液、经络、阴阳等因素变化，还要根据四时变化、地域特征等进行综合考虑，既考虑整体，又因地制宜。

整体观不仅是中医学的基础，其在现实中也处处存在。我们的身体其实就是一个功能完善的整体，如同一个企业、一个集体，每个部门、每个系统之间既互相独立，行使不同的职能，又互相关联，互相促进，互相影响。它们的有机统一保证了整个社会正常运转。

2. 辨证论治

证，是对机体在疾病发展过程中某一阶段的病理概括，包括病变的部位、原因、性质及邪正关系，能够反映疾病发展过程中某一阶段病理变化的本质，因而它比症状更全面、更深刻、更准确地揭示出疾病的发展过程和本质。辨证，就是将四诊（望、闻、问、切）所收集的资料、症状和体征，通过综合分析，以辨清疾病的原因、性质、部位及邪正之间的关系，从而概括、判断为某种性质证候的过程。论治，又称施治，是根据辨证分析的结果来确定相应的治疗原则和治疗方法。辨证是决定治疗的前提和依据，论治则是治疗疾病的手段和方法。所以辨证论治的过程，实质上是中医学认识疾病和治疗疾病的过程。

疾病是具有特定的症状和体征的，而证则是疾病过程中典型的反应状态。中医临床认识和治疗疾病既辨病又辨证，并通过辨证而进一步认识疾病。例如，感冒可见恶寒、发热、头身疼痛等症状，病属在表，但由于致病因素和机体反应的不同，又常表现为风寒感冒和风热感冒两种不同的证，只有辨别清楚是风寒还是风热，才能确定选用辛温解表还是辛凉解表，以便给予恰当有效的治疗，而不是单纯的"见热退热""头痛医头"的局部对症方法。

3. 相似观念

这其实近似现代分形观，也是中医学的第三个哲学观，是取象比类的现代化科学化观点。分形是二十世纪美国人创立的，但分形即相似的观念中国几千年前就有，如著名的阴阳、五行就是最古老的分形观。取象比类、象数学、取数比类的现代化科学化，即通过类比、象征方式把握对象世界联系的思维方法，运用带有感性、形象、直观的概念、符号表达对象世界的抽象意义。

四、中医诊疗方法及分科

（一）中医的治疗手段

中医疗法有砭、灸、针、药。一般疾病通过疏通经络便可治愈，即砭，现在的推拿按摩应该都可以归于此范畴，刮经络的用具也逐渐从砭石发展为牛角等效果更好的材料。

中医先贤最早采用砭治疗疾病，随着火的发现和金属的使用，逐渐产生了针灸，按人体十四经脉辨证取穴，采用不同的进针手法、深度及角度，刺激特定的穴位，以调和阴阳，疏通经络，还可与推拿等方法一起使用，以增强治疗效果，对很多疑难杂症均具有很好的疗效。十四经脉分别为任脉、督脉、手太阴肺经、手少阴心经、手厥阴心包经、手阳明大肠经、手太阳小肠经、手少阳三焦经、足阳明胃经、足太阳膀胱经、足少阳胆经、足太阴脾经、足少阴肾经、足厥阴肝经。

在治疗疾病的过程中，我们除了采用针灸，还会用到中药，针药结合。中药按治疗作用可分为补虚药、解表药、清热药、温里药、理气药、消食药、收涩药、祛风湿药、芳香化湿药、利水渗湿药、化痰止咳平喘药、安神药、平肝息风药、活血祛瘀药、止血药、泻下药、驱虫药、芳香开窍药。

（二）中医的诊断方法

即通过望、闻、问、切四诊，力图全方位了解疾病的全貌，以全面了解患者的具体情况，从而做出正确的诊断。

1. 望诊

望诊指通过观察患者形体、面色、舌体、舌苔，根据形色变化以确定病位、病性。观其形体，可知五脏盛衰，轩岐早有论述。《素问·脉要精微论》曰："头者，精明之府，头倾视深，精神将夺矣。背者，胸中之府，背曲肩随，府将坏矣。腰者，肾之府，转摇不能，肾将惫矣。膝者，筋之府，屈伸不能，行则偻附，筋将惫矣。骨者，髓之府，不能久立，行则振掉，骨将惫矣。"脑为元神之府，得肾精生化之髓充实其中，才能神光焕发，思维敏捷。头往前倾，目睛内陷，是髓海不足，元神将惫之象。背为胸廓，心肺居于胸中，背曲肩随，是心肺已虚的象征。腰为肾脏所在之处，不能转摇，是肾脏功能衰惫的表现。

2. 闻诊

闻诊包括听声音和嗅气味两方面。听声音，指从患者发出的各种声音的高低、缓急、强弱、清浊以测知病性。声音高亢，表明正气未虚，属热证、实证；语声重浊，多为外感风寒，肺气不宣，肺津不布，气郁津凝，湿阻肺系会厌，致使声带变厚，声音重浊。嗅气味可分为嗅患者身体上的气味和病室内气味。说话有口臭，多属消化不良，腐臭多属体内有溃疡。病室内有尸臭气味，多属腑脏败坏；有烂苹果气味，多为消渴病（糖尿病）危重患者。

3. 问诊

问诊，指通过询问患者及其家属，以了解患者现有症状和病史，为辨证提供依据的一种方法。明代医家张景岳认为问诊"乃诊治之要领，临证之首务"。综观四诊所获证象，大半由问诊得来，即知此言不谬。问诊范围甚广，现将十问歌列于下。

> 一问寒热二问汗，三问头身四问便，
>
> 五问饮食六问胸，七聋八渴俱当辨，
>
> 九问旧病十问因，再兼服药参机变。
>
> 妇人尤必问经期，迟速闭崩皆可见，
>
> 再添片语告儿科，天花麻疹全占验。

4. 切诊

切诊，是指用手触按患者身体，借此了解病情的一种方法。本节仅论切脉，余未备述。切脉又称诊脉，是指医者用手指按其腕后桡动脉搏动处，以体察脉象变化，辨别脏腑功能盛衰，气血津液虚实的一种方法。寸、关、尺三部都有脉在搏动，不浮不沉，不迟不数，从容和缓，柔和有力，流利均匀，节律一致，一息搏动四至五次，谓之平脉。早在《内经》《难经》中就有切脉辨证的记载，历经三千年的实践总结，何证出现何脉已有详细论述。但对证象与脉象间的内在联系，却无明晰的解释，不能使人一目了然，以致学者只知其然而不知其所以然。脉证间的内在联系，如用一句话来概括，就是气血津液出现虚滞，五脏功能出现盛衰，才会出现不同脉证。只有弄清气血津液的生化输布与五脏间的关系，才能将气血津液虚实和五脏功能盛衰出现的证象与脉象联系起来，才能明白切脉可察其五脏病变的道理所在。脉象的形成与心脏、脉络、气血津液有着密不可分的关系。脉象的变化反映了心力强弱、脉络弛张、气血津液虚实三个方面的变化。由于气血津液都需五脏协同合作才能完成其生化输布，气血津液的虚实也就反映了五脏功能的盛衰，从而反映于脉，形成不同的脉象。心脏搏动的强弱，脉络的弛张，是引起脉象变化的根源。心脏搏动有力，脉象随其病因证象不同而呈洪、大、滑、数等脉；无力则脉象常呈迟、细、微、弱等脉。心脏搏动与脉象起伏都是肝系膜络交替收缩与舒张的结果，血络松弛则呈濡、缓；紧张则呈弦、紧；痉挛则呈结、代等。只有将固定的心脏、脉络，以及流动的气、血、津液连在一起分析，才能揭示脉象变化的本质，对于何证出现何脉才有理有据，不是无源之水，无本之木。

（三）中医的传统分科

中医分科有利于提高中医师对疾病的研究和治疗，也为患者问医就诊提供了方便，中医传统分科主要有以下几个。

1. 内科

中医内科主要治疗外感病和内伤病两大类。外感病指因外感风、寒、暑、湿、燥、火六淫及疫疠之气所致疾病。内伤病主要指脏腑经络病、气血津液病等杂病。

2. 外科

中医外科疾病治疗疮疡、瘿、瘤、岩、肛门结肠疾病、男性前阴病、皮肤病及性传播疾病、外伤性疾病与周围血管病等。

3. 儿科

中医儿科主要治疗小儿疾病。小儿的生理和病理特点与成人不同，因而治疗方法和用药也与成人不同。其主要表现在小儿抗御外邪的能力差，一旦发病则传变迅速，与成人有很大差异。患儿对疾病的痛苦往往不能正确表达，加上小儿脏腑娇嫩，对药物的反应和耐受力也与成人不同，因而开设小儿专科很有必要。

4. 妇科

中医妇科主要治疗妇女月经病、带下病、妊娠病、产后病、乳房疾病、前阴疾病和妇科杂病。中医治疗妇人疾病具有一定优势，如功能失调性子宫出血、子宫内膜异位症、多囊卵巢综合征、绝经后骨质疏松症等。

5. 针灸科

中医针灸是针刺法和灸法的合称。针法是把毫针按一定穴位刺入患者体内，用捻转、提插等手法刺激经络腧穴来治疗疾病。灸法是把燃烧着的艾绒按一定穴位熏灼体表的经络腧穴，利用热的刺激来治疗疾病。针灸疗法适用于各科疾病，包括许多功能性疾病和传染病，以及部分器质性疾病。

6. 五官科

五官科主要治疗耳、鼻、咽喉、口腔疾病及眼睛疾病。

7. 骨伤科

中医骨伤科是一门防治骨关节及其周围筋肉损伤与疾病的学科，古属"疡医"范畴，又称"接骨""正体""正骨""伤科"等。中医骨伤历史悠久，是中华各族人民长期与损伤及筋骨疾患作斗争的经验总结，具有丰富的学术内容和卓著的医疗成就，是中医学重要的组成部分，对中华民族的繁衍昌盛和世界医学的发展都有深远的影响。

五、中医各家学说及中医针灸的发展前景

（一）中医各家学说

历代医家通过临床经验的积累与总结，在中医理论的指导下，各自从不同角度、不同方面进行研究与探索，或在理论上进行发挥，或在临床上实践应用，形成了各自的学术思想，加上历代医家之间学术上的继承性，所以不断涌现出很多不同的学说，丰富的临床经验不断被总结，使中医学这一伟大宝库丰富多彩，临床水平不断提高。

历史上有众多著名医家，每位医家在继承前人理论研究成果和临床经验的同时，往往在某些领域或某些方面又有所创新、有所发现，形成了个人的独到见解、独到观点、独到经验，形成了百家齐鸣的局面。中医学术的发展、师承授受或学习名家的著作往往是培养中医的主要方式，也是中医不断延续与发展的主要途径。一些医家研究共同的领域，或有共同的学术见解与观点，再加上他们之间的师承授受关系，学术上的互相影响，共同构成了一个学术流派，其乃学术发展的表现形式之一。因此，研究学术的发展，研究学派的形成、沿革与发展变化，是一种重要方法。

理论的奠立是一个学科形成的重要条件，中医学理论体

系的形成，表明这一学科领域的形成，只有学科形成才可能产生学术上的不同流派。因此，研究中医学理论体系的形成，对研究中医学术流派有重要意义。

《黄帝内经》为中医理论的经典代表著作，至今仍是中医学理论体系的渊薮，其论述了从生理到病理，从诊断到治疗、预防的内容，包括人体脏腑、经络，产生疾病的病因、病机以及诊法、治则、辨证、针灸、摄生等方面，形成了中医学理论体系。更难能可贵的是，其建立的中医理论框架还借助了很多中国古代哲学范畴，如用精、气、阴阳、五行等以阐明中医理论，使古代的唯物观和辩证法思想贯穿于其中，为中医学理论体系奠立了科学的基础内涵。涌现出数以千计的著名医家，产生了不同的学说与医学流派。

研究学术流派是研究学术发展的重要方法，但学术流派的形成与划分，是后人对前人的研究结果，并非已有的固定学派。关于学派的划分，历来学者的看法也不尽一致。全国统编教材《中医各家学说（第五版）》将医学流派改为伤寒、河间、易水、攻邪、丹溪、温补、温病共七家。

学派的划分原则或标准不外乎两个方面：一为在学术上的共性，或共同研究同一领域、课题，或在学术上有共同的见解；二为有一定的学术联系或继承性，或属师承授受，或为私淑。

1. 伤寒学派

中医学术发展的不同历史阶段均有过许多著名医家致力于《伤寒论》的研究，并取得显著成果。中医各家学说将历史上不同时期研治伤寒而卓有成就的医家统称为伤寒学派。该派始于晋唐，盛于明清，其学术研究历千余年而不衰，对中医理论和临床医学的发展，特别是对外感热病的辨证论治体系的发展，有着深远的影响。

伤寒学派为我国医学史上形成较早的一个学术流派，其学术研究的主要对象为《伤寒论》。《伤寒论》原名《伤寒杂病论》，为东汉医学家张机所著，成书于东汉末年。《伤寒杂病论》代表了东汉以前医学发展的最高水平，其特点是把医学理论和临床经验有机地结合了起来，融理法方药为一体，从而确立了中医临床医学辨证论治的基本体系，为临床医学的发展奠定了基础，指明了方向。

在宋金以前，伤寒诸家治疗伤寒各擅其长而无争鸣，自明代方有执倡言错简，实施重订，方启后世伤寒学术争鸣之端。至清代，诸家各张其说，由争鸣而渐次形成伤寒内部不同的学术流派，即错简重订派、维护旧论派和辨证论治派。

2. 河间学派

河间学派是以宋金时期河北河间著名医家刘完素为代表

的一个医学流派，以阐发火热病机、善治火热病证而著称于世。学派形成之初侧重外感病的火热病机、病证，其后则渐及内伤杂病之火热病机、病证，或涉及各种外感、内伤之实证，而分别另成一派，故该派在形成发展过程中，可分为两个阶段。

自刘完素创火热论独树一帜后，承袭其术者不乏其人。据史料记载，亲炙（直接受到教诲或传授）学者有穆大黄、马宗素、荆山浮屠等。

3. 易水学派

金元时期，张元素整理总结《黄帝内经》《难经》《中藏经》有关脏腑辨证的医学理论，吸取《千金方》《小儿药证直诀》中的脏腑辨证用药经验，并结合自身临床实践经验，建立了以寒热虚实为纲的脏腑辨证体系，在医学发展上起到了承前启后的作用，成为易水学派的开山人。

易水学派的脏腑病机研究在明代又有了新的发展，一些医家在继承东垣脾胃学说的基础上，进而探讨肾和命门病机，从阴阳水火不足的角度探讨脏腑虚损的病机与辨证治疗，建立了以温养补虚为临床特色的辨治虚损病证的方法，理论上发展成为以先天阴阳水火为核心的肾命理论。虽被后人习惯上称之为温补学派，实则为易水学派学术思想的延续，代表医家有薛己、孙一奎、赵献可、张介宾、李中梓等。

4. 温病学派

温病学派兴起于明代末年，研究中心为外感温热病。明清之际温疫流行，尤以江浙一带为著，且该地气候潮暑，热病盛行，客观上促使江浙诸医家对温热病进行研究，并由此逐渐形成一个学派。

继明末清初吴有性著《温疫论》，其阐发疫病流行之特点和治疗之法当与《伤寒论》有所不同，其后江浙地区又相继出现了一些相关的新理论与治疗方法。但他们都认为"温热病及瘟疫非伤寒"，故后人称其为温病学派，叶桂乃其中著名的代表人物之一。

其后又有在学术上毫无门派之见的吴瑭，在全面研究上迄《素问》、张仲景，下至吴有性、叶桂的相关学说后，吴瑭把温病传变与脏腑病机联系起来，提出将温病分为上焦（肺与心）、中焦（胃与脾）、下焦（肝与肾），即所谓三焦辨证理论体系。

中医学在几千年的发展中形成了各家学说，从而成为后来的各个流派，期间经过无数医家及仁人志士不断努力地探索和发扬壮大，使得中医成为中华民族的智慧结晶和绚丽瑰宝，也是世界人类文明史的重要组成部分。近百年来，特别是新中国成立以来，在各级各界的艰苦奋斗下，中医学有了更加鲜明的特色，针灸也开始逐渐国际化，得到了世界各国的认可，并形成许多流派，管氏针灸流派就是其中的一个优秀代表，特色鲜明，效果显著，易上手操作，便于广泛培养学生和接班人。管氏针灸流派历经几代人的努力和发展，如今已在世界多个国家进行实践操作，受到了当地患者的欢迎和好评。

（二）中医针灸流派的发展前景

中医药在中国古老的大地上已有几千年的历史，经过几千年的临床实践，证实了中医药无论是在治病、防病，还是在养生上，都确凿可行，并效果显著。在西医未传入中国之前，我们的祖祖辈辈都用中医药来治疗疾病，挽救了无数人的生命。中医对疾病的治疗是宏观的、全面的，随着西方自然科学和哲学的进入，西方医学的思维方式和研究方法对中医学构成了挑战。

一些学者认为，中医已经跟不上时代先进科技的发展，"老药罐子"煎药还在使用，中医四诊法的诊断还拿不出确凿的科学实验依据。随着科学进步和人们思维观念的不断更新，中医是否科学，中医疗法究竟是否有效受到了严重的质疑，甚至有的学者提出了要废除中医。

《废止旧医以扫除医事卫生之障碍案》提出了 6 项逐步消灭中医的具体办法。第一，处置现有旧医；第二，对已登记的旧医实行补充教育；第三，不准中医诊治法定传染病和出具死亡诊断书；第四，禁止登报介绍旧医；第五，检查新闻杂志，禁止非科学医学宣传；第六，禁止成立旧医学校。

2006 年，中南大学张功耀教授在《医学与哲学》杂志上公开发表了《告别中医中药》一文，使中医存废之争进入高潮。在面对诸多质疑的情况下，不少中医界有识之士认为中医亟待改革，以适应科学的发展，拒绝更新知识使其缺少生命力。另一些学者则认为，中医学的价值远远没有得到发挥，也没有得到应有的重视。传统技术和理论的科学性将会随着社会的进步而逐步显现出来，因而复兴传统成为中医学发展的另一个前景。在这种争鸣中，各种主张下的学者付出了不同方向的努力，使中医学与所有学科一样呈现出不同的发展端倪。

中医流派的 5 个不同角度分别是：第一，坚持传统，希望回到原汁原味的中医；第二，坚持辨证施治，走新中国学院派道路；第三，走中西医相结合的道路；第四，中医现代化，用现代医学来理解和解释中医，甚至解释经络；第五，现代中医学，用中医方法分析各种医学资料，努力解除疾病。所有的学科都在分化，这是一个总的趋势，中医流派也不能例外。不要追求特定不变的形式，追求解决问题也许更好一些。

有几篇文章大家可自行搜索阅读：《何足道先生书：就"八老上书"致朱镕基总理》《邓铁涛再谈辨证论治》《中西医结合是中医现代化之路》《是什么因素阻碍了中医药理论的现代化和国际化》《现代中医学主张》。

5 个方向的倡导者：第一，中医现代化曾经是卫生部（现中华人民共和国国家卫生健康委员会）努力倡导的方向，容纳了当今众多院士；第二，中西医结合方向，真正的代表人物是中国中西医结合学会会长陈可冀院士；第三，复古主义的代表人物是何足道、贾谦等；第四，坚持辨证施治的学院中医最初方向，代表人物是邓铁涛；第五，现代中医学代表人物是聂文涛、邓宇等。

中医学术流派是中医学发展到一定阶段和水平的产物，是在长期学术发展传承过程中逐渐形成的。由于医家学术主张或学术观点不同，研究的角度与方法各异，以及研究者的哲学观念，所处地域或者环境的差异，形成了各具特色的学术流派。随着社会的进步，发扬传统、吐故纳新、中西结合、面向当代，成为中医学发展的态势，成为全世界关注中医学的依据。

（三）中医针灸目前在全世界的分布概况

1. 新加坡

近 20 年来中医药益发成为新加坡各族人民的卫生保健事业的要素，形同布帛菽粟，不可须臾离开。新加坡的中医药有悠久历史和良好的群众基础，有中医医疗机构 30 余家，开设的中医诊室有 1000 余家。

2. 马来西亚

马来西亚经营中药的店铺约 3000 余家，有中医师工会会员 800 余人，多数开店兼诊病，以祖传药店为多。马来西亚卫生部向来对中医十分关注和支持，但仍未接受中医师的注册，在那里甚至不注册也可行医。政府对药物重金属含量有严格的控制标准，对有毒药品及濒危野生动物药品一律禁售。

3. 泰国

泰国政府承认了中医药的合法地位，只给考试合格的中医师发临时执照。早在 1987 年政府正式通过和批准了中草药议案，有中药店 800 余家，多有坐堂中医师诊病，也有许多私立中医院广泛应用中草药和针灸进行治病。较大的中药批发商约有 10 家，中小型约有 40 家。

4. 越南

越南很早就提出了中医与西医相结合，规模较大的中药店有近 200 家，中小药店更是遍布城乡。现从中国出口到越南的中成药就有 180 种，中药材种类繁多，品种齐全，无论植物类、动物类、矿物类药应有尽有。中国共有 16 家药品生产企业获得在越南的经营许可证。

5. 日本

20 世纪 80 年代后，汉方医学在日本迅速发展起来。据统计，日本从事汉方医学的人员有 1.5 万左右，从事针灸推拿的医务人员约 10 万，从事汉方医药研究的人员近 3 万。日本有汉方医学专业研究机构 10 多个，有 44 所公立或私立药科大学或医科大学药学部也都建立了专门的生药研究部门，还有 20 余所综合性大学设有汉方医学研究组织。日本官方对汉方医学的应用和研究给予了愈来愈多的支持和关注，首先在医疗政策方面，厚生劳动省除规定大部分汉方制剂可以享受医疗保险，还规定针灸费可部分地从医疗保险中支付，同时还同意在西医院内开设东洋医学科。在汉方医学教育方面，文部科学省正式下文成立世界第一所正规的针灸大学，使汉方医学开始纳入国家教育行列。

6. 韩国

韩国在国内已家喻户晓，其政府将中医命名为"韩医"，意在"申遗"。

7. 英国

英国是欧洲文艺复兴的中心，也是现代医学发源地之一，现代文明和科学技术水平均较高，其对引进外来文化与科技比较慎重，然而受人类回归自然的影响，中医药在英国的发展甚为迅速，并成为欧共体的第三大中草药市场。中医学于16世纪传入英国，17世纪被人们接受。一批国内本科毕业生出现在英国中医队伍中，对中医中药人员的技术素质提高起到了一定的促进作用。英国政府当局及医学管理部门对中医药的态度正在逐渐变化，开始是歧视和限制，继之因民众的需要而适当放开，近几年因中药疗效显著，故而转变为默认许可，中医药得到了英政府和社会的重视与信任，在民众的医疗保健中有了一定的地位。

中医药还受到英国皇家的信赖，女皇伊丽莎白二世每次外出旅游总是带着顺势疗法的各种药物，女皇的妹妹玛嘉烈公主曾用中草药治疗周期性偏头痛，伊丽莎白王太后也赞成用中西医结合的疗法治病。在皇家的默许下，中草药、针灸等各种中西医结合疗法在英国蓬勃兴起，现每年大约有250万英国人采用顺势、中草药、按摩、正骨和针灸疗法，支付医药费用多达9000万英镑。英国现有中药店350余家，60%的中草药从中国进口，英国每年进口药材达 1200 余种，其中 60% 是从中国进口，每年进口药材量达 8000 万美元，在欧洲名列前茅。但从 1995 年进口中药的情况来看，英国全年进口中药 1043 万美元，其中中药材 9893 吨，计 1012 万美元，中成药约 31 万美元，还有很大的贸易潜力有待开发。

8. 德国

德国历史文化优秀，科技发达，人们的整体素质较高，且对东方文化了解甚多，当然对古老的中医和针灸也有一定的认识，普遍对其持欢迎态度。德国针灸医生大多毕业于高等医学院校，在经过一定的西医实践后改为学习中医，原因有二，一是热衷于东方古老的中医针灸医术，对其神秘疗效怀有一种崇敬感；二是德国医生的失业率很高，迫于生计被迫改为学习中医，其中前者远远高于后者。当然，德国医生的行列中也不乏一些中等专业学历者，他们经过艰苦的努力，自学成为医生。在临床医疗中，德国医生把针灸作为临床治疗的一种方法或手段，在诊治疾病的过程中，既用西医疗法，也用中药和针灸，争取治疗更多的患者。

由于西方医学在治疗慢性疾病方面有一定的局限性，所以越来越多的患者开始选用中医方法来进行治疗。据数据显示，在德国从事中医医师的人员大约有 5 万，并且每年接受中医治疗的患者将近 200 万。虽然上百万的德国人已经接受并信任中医疗法，但德国政府及国家健康保险基金仍然没有确立中医与西医的平等地位，还将其置于各国卫生保健体系之外。中国传统医学在欧洲获得重大突破，由于医疗效果显著，保险业者开始将针灸治疗纳入保险范围；同时经过中医业者的奋斗不懈，欧洲联盟也成立了中国医学联盟。

9. 美国

随着针灸在美国逐步合法化，中国传统医学在美国的发展势头越来越好。据不完全统计，1987 年全美已有 2500 余名有执照的针灸师，从事针灸医疗工作的达万余人。1989 年全美与针灸有关人数增至 2 万人，仅加州有执照的针灸师就已达 8600 人（其中 64% 是本科毕业生），诊所 800 多家。全美有 20 多个针灸医疗中心，从事针灸研究和治疗，研究项目有 200 多项，所治疾病主要有冠心病、高血压、糖尿病、关节炎、肥胖症、过敏性疾病、心功能不全等数十种，特别是中药、针灸治疗艾滋病出现了较好效果，从而很受关注。现有规模较大的中医及针灸学校 20 多所，有 40 多个中医针灸学会或基金会，创办近 10 种中医、针灸杂志。并在不同地区召开了一些国际性中医药或针灸学术会议，以交流研究成果。

美国公众和医学界逐渐认识到中国传统医学安全有效和

通用广泛的特点，越来越多的美国人愿意接受中医疗法。随着中医及针灸在美国的发展，中药也受到美国人的青睐。据统计，美国人每年要花费 60 亿美元用于营养保健品，而且这一市场以每年 20% 的速度增长。美国约有 5% 的患者服用天然药物，其中 80% 的人在治疗过程中服用中药。

10. 加拿大

加拿大的中医针灸医疗主要以私人诊所形式开展，全加拿大有中医针灸从业者 2000 余名，中医针灸诊所遍及全国各省。这些诊所大多为华侨开办，但都附设药店。每个诊所一般有五六位医护及工作人员，工作效率很高，人人都是多面手，一人数职，既当医生又能抓药，又会制剂。诊所主人不仅会看病，还会经营采购、销售中药，且服务热情周到，看病疗效好，深受患者的欢迎。因此，加拿大的中医针灸从业者，经济情况都很好，即使受诊所聘用的中医师，按看诊人数取酬，每天可诊 20 余人，收入也不菲。这也可从另一个方面说明中医针灸医疗在加拿大是深受欢迎的。中医药疗法、针灸疗法在加拿大还不能享受医疗保险，患者需自付医疗费用。尽管如此，还是有不少患者选择中医疗法治疗疾病。

11. 澳大利亚

大约在清代中医传入澳大利亚，相关文献记载在 19 世纪

50 年代，维多利亚州和新南威尔士州境内发现金矿，使得大批来自欧美和中国的淘金者蜂拥而至。随着淘金潮，中医人林四跨越半个地球来到维州小镇本迪戈开设了全澳历史上首家中医诊所——林记保康堂草药店。此后，中医针灸在澳大利亚落地生根，目前在淘金小镇本迪戈还保留了林记保康堂原址供后人瞻仰。

中医能获得澳大利亚国家的承认，最根本的原因是有过硬的疗效。在澳大利亚的现行政策下，患者就诊西医可能不用花一分钱，而看一次中医诊金和治疗要用 80～100 澳元。这种情况对中医疗效要求非常高，不然患者就不会来了，神奇的疗效是中医针灸在澳大利亚市场上迅猛发展的前提。据澳大利亚全国中医药针灸学会联合会提供的数据，截至 2019 年 3 月，全澳注册中医师共有 4857 人，多数在新州和维州。全澳目前大约有 5000 家中医及针灸诊所，每年门诊 280 万人次，80% 的患者以英语为母语。

12. 瑞士

瑞士是一个欧洲小国，是一个高福利高收入的国家，而国民福利的一个重要方面就是医疗保障。瑞士具有 100 多年历史的全民强制医疗保险制度，让每一个瑞士人都能享有高品质的医疗，每一个人从生下来就有一个永远不变的保险号，除了必须基本医疗保险外，人人都可以参加附加医疗保险，这样人们就可以选择更高质量的医疗服务，也可以参加一些保健治疗项目，所以瑞士是世界上最长寿的国家之一。中医规模化进入瑞士开始于 20 多年前，当时一个叫 MediQi 的瑞士公司与国家中医药管理局传统医药国际交流中心合作，于 1996 年在瑞士开设了第一家中医诊所。其后，MediQi 的诊所数量不断增加，一度达到 10 余家，分布于瑞士各大城市。MediQi 公司建立不到 2 年，一家更具影响力的中医公司问世了，即 ChinaMed，中文名字叫"莲福"。从这个公司名称和标志就可以看出，ChinaMed 是医学这个词的词根和"气"的拼合，ChinaMed 可理解为中医的西文缩写，后者显得更为中国化，其诊所数量最高达到近 20 家，可谓遍地开花。

第 2 章　管氏针灸学术流派的形成

　　中医针灸流派的形成和发展是我国中医药文化发展历程中具有鲜明特色的现象，大致可分为地域流派、学术流派、世医流派 3 类，与伤寒派、温病派、寒凉派、补土派等学派不同，中医针灸流派目前更多的是指地域性医学中具有临床特色及传承脉络，且形成系统学说的派别。如上海澄江针灸学术流派、甘肃郑氏针法学术流派、云南管氏特殊针法学术流派、广西黄氏壮医针灸学术流派、蒙医五疗温针流派、湖湘五经配伍针推学术流派、靳三针疗法学术流派、辽宁彭氏眼针学术流派、河南邵氏针灸学术流派、四川李氏杵针流派、长白山通经调脏手法流派等。中医针灸流派的形成和传承发展，既有利于弘扬中医针灸特色，推动学术争鸣，促进中医针灸学术发展，又有利于培养人才，造就名医，满足百姓的中医药健康服务需求。

在当前国家着力推进中医药继承创新、切实提高中医医疗服务能力、大力发展中医养生保健服务的形势下，中医针灸流派的传承发展具有进一步的积极意义。一方面，中医针灸流派传承发展是国家实施中医药传承工程的重要组成部分，有利于系统继承当代名老中医药专家学术思想和临床诊疗经验，总结中医优势病种的临床诊疗规律。另一方面，中医针灸流派传承发展能够增强群众对中医药的认识，更好地适应人们多层次、多方面、多样化的中医药服务需求。同时，中医针灸流派传承发展也是强化中医针灸师承教育，培养多层次中医针灸骨干人才的有效途径。

管氏针灸肇始于清代道光年间齐鲁圣地，历经 6 代传人的传承和发展，修养医德、精研医术、继承创新、励精图治、历练践行 150 多年，逐步形成了文化底蕴深厚、学术特色明显、学术成就显著、有一定社会和历史影响的中医针灸学术流派。齐鲁圣地人杰地灵，鲁国是孔子、孟子的出生地和故乡，文化底蕴深厚，历代名医辈出。相传扁鹊曾在齐鲁留下行医佳话；出现过淳于意、王叔和、成无己等著名医家。管氏针灸世家诞生在这片具有深厚中医文化底蕴的沃土中。

一、管氏针灸学术流派的渊源

管氏针灸医学流派六代相传，励精图治，历练践行 150 多年，逐步形成了文化底蕴深厚和学术特点鲜明的管氏中医针灸学术流派（图 1）。

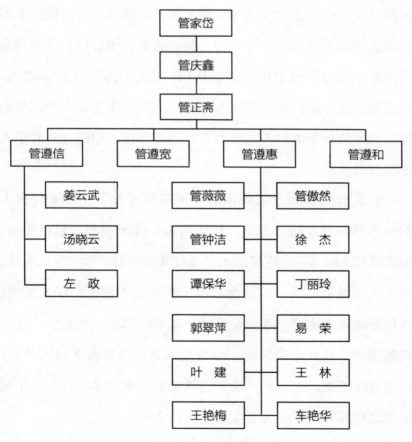

图 1 管氏针灸传人传承框图

第一代管家岱（1844—1912），生于清代宣宗道光二十四年，祖籍山东，师承山东昌邑黄氏中医世家，自幼随舅黄思元学医，清代同治六年在高密县城开设杏源堂药铺悬壶济世，擅长针灸医学，医德好，医术佳，十余载后患者信服，门庭若市，闻名遐迩，门生众多，先后在青岛、济南增设医馆和药铺，成为管氏针灸开山鼻祖。其学术传承人主要有管庆鑫、管庆森、管庆淼等。

第二代传人管庆鑫（1864—1939），字同山，山东高密人，生于清代穆宗同治三年，自幼随父学医，14 岁中秀才，19 岁随父辈悬壶济南，而立之年即为齐鲁名医，主要在高密、济南等地行医，擅长针灸及中医外、内、妇、儿科。管庆鑫于宣统二年（1910 年）撰写了管氏门生弟子家训：勤读、勤记、勤背、勤思、勤做；诸葛一生惟谨慎，吕端大事不糊涂；大医精诚。他编写的家传师承教材《管氏针灸金匮》，培养和造就了四代数十名优秀的中医人才，迄今仍然具有较高的学术意义和临床价值。庆鑫先生多才多艺，善于棋琴书画，著作主要有《杏苑拾珍》《同山诗词墨韵拾隅》等。管庆鑫的主要学术传人有管正斋、管谨谚、管耕汶、王之升等。

第三代传人管正斋（1901—1980），主任医师，教授，著名针灸学家，出身中医世家，毕业于北京大学，曾留学日本，是中国针灸学研究社创建人之一。抗战时期迁居昆明，新中国成立后先后担任云南中医进修学校、云南省"西医学习中医研究班"、云南省中医研究班教师，受聘于云南中医学院，承担了中医学专业课程《黄帝内经》《针灸学》的教学任务，对经络辨证、针刺手法、舌针、耳针、过梁针、子午流注、灵龟八法等均有创新和发扬，奠定了管氏针灸医学学术流派的理论基础。

第四代传人管遵惠、管遵信、管遵和、管遵宽等，继承和发扬了管氏针灸学术流派的理论，发展了管氏特殊针法，完善管氏针灸医学流派的学术思想，在临床实践中提炼和践行管氏针灸医学流派的传承理念，形成了具有鲜明针灸医学学术特点的管氏特殊针法学术流派。

第五代传人管傲然（硕士）、管薇薇（博士）、管钟洁（硕士）、徐杰、谭保华、姜云武、汤晓云、丁丽玲、郭翠萍、易荣、王艳梅、左政、王苏娜、黄培冬等学术团队。管氏针灸医学流派，薪火相传，后继有人，其中徐杰、谭保华、丁丽玲、郭翠萍、易荣、叶建、王林、王艳梅、车艳华、黄培冬等是管遵惠老师的入室弟子；姜云武、汤晓云、左政、陈晓梅等是管遵信老师的入室弟子。

第六代传人唐瑛、方怡瑶、杨爽、李红英、陈青青、马寻院、黄晓培、于美、黄佳慧等，在他们的中医针灸医学学习工作中积极为管氏针灸医学学术流派添砖加瓦，弘扬中医针灸文化思想。

第一代：管家岱——管遵惠老师曾祖父。

第二代：管庆鑫——管遵惠老师祖父。

第三代：管正斋——管遵惠老师父亲。

第四代：管遵惠老师；管遵宽——管遵惠老师二兄；管遵信——管遵惠老师三兄；管遵和——管遵惠老师之姐。

第五代：管薇薇——管遵惠老师之女，医学康复学博士；管傲然——管遵惠老师之子，硕士学位；管钟洁——管遵信老师之女，硕士学位。

二、管氏针灸学术流派的传承理念

管氏针灸医学流派传承理念可以概括为理、法、意。

理，是指认真学习中医理论，全面继承并深入研究中医针灸经典著作，熟练针灸技能，通晓医理，是传承和发展管氏针灸学术流派的根本。临床实践中反复运用管氏针灸学术流派的辨证思想，认真揣摩，才能提高临床疗效。

中医学的精髓就是辨证论治，辨证论治是指导我们进行针灸临床诊断，治疗疾病的根本法则。管氏针灸医学理论重视辨证论治，遵循中医学术的整体观念，总结了针灸治疗的整体观，描述了针刺操作程序，即"辨证明，虚实清，别经脉，定腧穴，量深浅，审部位，视禀赋，合时令，参舌脉，查针具"。在针刺过程中，首先要应用中医基础理论，对疾病进行四诊、八纲辨证，分清虚实情况，进一步分析归纳疾病所属经脉；再制定治疗原则，配穴处方，使取穴正确，按照规定的"分寸"去折量，做到心中有数，随后审查患者的体表标志；同时根据患者的先天禀赋，结合四时节令，参考人体舌脉变化，检查实用针具情况，最后形成从理论到临床的系统理论。导师指出，针刺手法不仅是单纯的操作技巧，而是针灸重要的组成部分，是针灸治疗获取临床最佳疗效的主要条件。管氏针刺手法在使用中统筹了人体虚实、经脉腧穴、部位深浅、禀赋舌脉、时令针具等各个方面，是人与自然宇宙相互协调统一的"天人合一"整体观的体现。导师将单一的针刺手法提高到一个全面的针刺手法操作系统，提出了诊断与治疗的高度统一，突出体现了针刺手法整体观的学术特点。这些也是针刺施术的注意要点，其言简意赅，提纲挈领，条文易学实用，反映出导师对针刺手法的缜密思考和灵活运用。

掌握管氏针灸医学流派经验及学术思想，必熟读经典，通晓医理。中医学最显著的特点就是辨证论治。中医辨证方法有经络辨证、八纲辨证、脏腑辨证、气血津液辨证、六经辨证、卫气营血辨证、三焦辨证、病因辨证等。诸法各具特点，运用各有侧重，但就学术渊源及理论内容而论，经络辨证是基础，脏腑辨证是核心，八纲辨证是纲纪。经络辨证是指针灸临床诊治疾病的基本法则，以经络理论为依据，对通过四诊所获得的症状、特征等临床资料进行综合分析，辨明其内在联系和各种病变的相互关系，确定病变经络，辨明证候类型，从而作出诊断的过程。因此，熟悉各条经脉的循行、生理功能、是动所生病候等规律，是掌握经络辨证的基本功。正如《灵枢·经别》所言："夫十二经脉者，人之所以生，病之所以成，人之所以治，病之所以起，学之所始工之所止也。"《灵枢·经脉》言："经脉者，所以能决死生，处百病，调虚实，不可不通。"管遵惠导师熟读经典，通晓医理，从而发展了针灸学术理论，提炼了管氏针灸医学学术观点。

法，在继承管氏针灸医学中医治疗方法的基础上，发展和创新中医针灸的治疗方法，不断提高临床疗效，是继承和发展中医之"魂"。提高临床疗效，必须针法分明，补泻得法。

针灸的补泻法则以《内经》经旨为依据。《灵枢·九针十二原》曰："凡用针者，虚则实之，满则泄之，菀陈则除之，邪胜则虚之。"《灵枢·经脉》曰："盛则泻之，虚则补之，寒则留之，热则疾之，陷下则灸之，不盛不虚，以经取之。"针治准则是盛则泻之，虚则补之，寒则留之，菀陈则除之，不盛不虚，以经取之；灸治准则是寒则温之，虚则补之，陷下则灸之；针灸处方配穴的基本准则是循经取穴。在临床医疗工作中，我们必须辨证准确，灵活实施针灸准则，熟练掌握补泻手法，辨证施治才能准确无误，才能提高针灸临床疗效。

传统的中医针灸疗法，经历了几千年医家的不断发展丰富，在《内经》中开创了补泻手法的先河，奠定了补泻手法的基础，主要有徐疾、迎随、呼吸、开阖四种。后世医家发展了提插补泻、捻转补泻、平补平泻、烧山火、透天凉等手法。管氏针灸医学流派在前人基础上发展了针灸的补泻手法，如管氏初级补泻手法。补法：患者呼气时进针，入皮后缓慢分几度捻进，行针时着力点在针尖，插的手法多，提的手法少，捻针时拇指向前用力重而急，拇指向后用力轻而缓，针感缓和而感应较小，留针时间短或不留针；患者吸气时出针，出针时快而轻，出针后按揉针孔。泻法：患者吸气时进针，入皮后进针疾速，很快插到所需深度，进针时着力点在针尖，提的手法多，插的手法少，捻针时拇指向后用力重而急，拇指向前用力轻而缓，留针时间长，在留针过程中加强捻转行针，力求感应较重和循经感传；患者呼气时出针，出针缓慢并摇大针孔，出针后不按揉针孔。管氏初级补泻手法对进针、行针、留针、出针作了由繁返简的归纳提炼，内容简明扼要，操作层次清楚，具有易学实用的特点。熟练掌握管氏初级补泻手法后，即可在此基础上变换转化为各种复式手法，发展成管氏高级手法。针灸临床应用时可灵活掌握，疗效卓著。

如何提高临床疗效？管氏针灸医学流派创新并提高了传统针灸治疗方法。其完全继承、理解并掌握了中医理论和针灸学术内容，且具有扎实的文学功底，熟悉了中医经典著作，积累了丰富的临床经验。在前人焠刺、温针灸、艾灸的启发下，对针刺手法进行了深入分析，经过十多年的精心研究，发明了集针刺、温灸、艾灸的管氏热针治疗仪。临床中运用管氏热针治疗仪治疗疑难病症，极大地提高了临床疗效，形成了传统针灸方法与现代科学技术相结合的热针疗法，丰富了针灸学技术内容。

管氏针灸医学流派在舌诊的基础上，首创 24 个基础舌穴，总结了舌针的配穴方法及舌针针刺方法，形成了独具特色的管氏针灸治疗方法。舌针疗法，同耳针疗法、头针疗法一样，已成为针灸学的一个分支，随着舌针疗法在临床中的广泛运用，其将成为中医疗法中不可缺少的一个独立学科。管遵惠老师在临床实践活动中将蜂毒与针灸理论相结合，形成了一系列的蜂针疗法，开拓了管氏针灸医学流派新的医疗范围前景。

意，医者意也，意会、领悟是传承名老中医学术思想，发展中医之"魂"的关键。

子午流注、灵龟八法是中国古代中医学的主要内容，更是针灸学的一个重要组成部分。它们与古代哲学、天文历法知识相结合，以针灸经络学术为基础，并将其有关时辰治疗及传统生物钟思想渗透到病理、生理、诊断、用药、针灸推拿等方面的一种独特配穴方法，一直被视为千古不传之谜。

管氏子午流注针法的特点与创新。管氏针灸医学流派渊源深厚，经过几代人的深入学习研究，掌握运用子午流注针法治疗疑难病症，创新和发展了子午流注理论。设计了表解法，临证开穴时直接查对《子午流注逐日对时开穴和互用取穴表》，一目了然，简便快捷。管氏表解开穴法不仅是开穴方法上的改进，在内容上亦有新的创见和发展：开穴表汲取了金代阎明广《流注经络井荥图》的部分理论和开穴方法，填补了徐氏开穴法中癸日9个时辰的"闭穴"，使子午流注开穴法渐趋完善。

管氏针灸医学流派在长期的临床实践中总结出，要想提高子午流注针法的临床疗效，必须掌握应用以下5个环节，管氏概括为"子午流注针法提高临床疗效 5 要素"。

第一，提出中医学的整体观、经络学说等九项内容是子午流注的理论基础，归纳了自然界周期变化等子午流注的 8 个基本观点，总结了较为完善的子午流注理论体系。只有通晓子午流注理论，才能掌握子午流注针法。

第二，经络辨证是子午流注针法的主要辨证方法。

第三，选择开穴、配穴是运用子午流注针法的关键。

第四，恰当的补泻手法是子午流注针法获得疗效的重要条件。

第五，子午流注针法既要掌握基本原则，又要灵活应用。

"五要素"言简意赅地归纳了子午流注临床应用的指导思想和应用要点，澄清了对子午流注的误解和片面认识，对正确全面理解子午流注和指导针灸临床实践，均有理论意义和实用价值。

管氏灵龟八法的特点与学术发展。灵龟八法是着重于奇经八脉的一种针灸配穴方法，其推算出的开穴时刻是该穴相通于奇经的流注时刻，提示了奇经八脉与脏腑组织器官和时间相应的内在变化联系，揭示了奇经八脉的气血循行盛衰和穴位开阖的某些规律。管遵惠导师对灵龟八法的开穴规律进行了深入探析，在前人的基础上设计了《年干支查对表》《月干支查对表》《日干支查对表》《时干支查对表》《灵龟八法六十甲子逐时开穴表》《飞腾八法开穴表》《子午流注逐日对时开穴和互用取穴表》等，使繁复的灵龟八法开穴程序变为简单易学的开穴方法，使深奥难学的古典择时针灸理论转化为简捷便利的现代针灸疗法，丰富了中医时间医学的理论，完善了灵龟八法、飞腾八法、子午流注等时间治疗学的治疗方法。

针灸学是中医学伟大宝库的瑰宝，是我国医疗卫生事业中独具特色和优势的巨大资源。管氏针灸医学学术流派经过几代人的共同努力，创新发展了中医针灸学术理论和技术，已经称著于中医界。而针灸学术传承观念三要素"理、法、意"是针灸学术传承之根本，亦是管遵惠老师针灸医学学术思想体系之一，更是我们学习中医理论、应用管氏针灸医学学术技术的指南。

三、管氏针灸学术流派代表性传承人简介

（一）第三代代表性传承人管正斋

管正斋（1901—1980），山东省高密县人，云南省著名中医家和针灸学家。

管正斋先生出身于中医世家，祖父管家岱，是擅长针灸

医学的中医师。父亲管庆鑫在 19 岁时随父辈悬壶济南，而立之年即为齐鲁名医，其为人豁达、开明，送子赴京求学。管正斋北京大学毕业后，考取公费留学日本。留日期间摘蕊于日本针灸之精华，工益精邃。1932 年曾任北京短期针灸讲习班教师，1933 年应承淡安先生邀请参加"中国针灸学研究社"，担任针灸教学工作，致力发展、推广针灸学术。管正斋先生最难能可贵的是于 1943 年由上海大中华书局出版了《杏轩针灸经》针灸专著，在当时针灸书籍匮乏的年代可谓是弥足珍贵。

新中国成立后，管正斋先生更是以培养中医针灸人才、弘扬中医药医学为己任。从 20 世纪 50 年代初开始，先后担任昆明市各种针灸培训班和云南省各种中医及"西医学习中医研究班"的教师。1960 年受聘于云南中医学院，承担《黄帝内经》及《针灸学》的教学任务，并兼任云南中医学院医经教研组顾问。1961 年管正斋将《杏轩针灸经》捐献给云南中医学院，云南中医学院以此为蓝本重印了《五环子午流注环周图》《针灸配穴成方》等教材，后不幸被销毁。1999 年为继承发扬管氏针灸学术流派，弘扬中医学，昆明市卫生局将管遵惠教授的《管正斋名中医学术经验的整理研究》课题列为昆明市卫生局中医科研项目，予以资助扶持。课题组根据管正斋生前的著作、讲义、手稿等，编撰成《杏轩针经：管正斋针灸学术经验精要》一书，并于 2002 年 8 月在云南科技出版社出版，其保存了大部分《杏轩针灸经》的主要内容。管遵惠教授的科研项目获 2002 年昆明市科学技术进步三等奖。

管正斋擅长经络辨证，并系统整理和完善了经络辨证理论，所著《经络辨证针灸法述要》连载于日本《中医临床》，得到日本针灸界高度评价。

管正斋精于针灸手法，汲取历代名家之长，创立了"管氏针刺手法"，包括管氏下针十法、管氏乾坤午阴针法、管氏初级补泻手法、管氏高级补泻手法、管氏特殊补泻手法等，完善了针刺手法理论，在学术思想与操作技巧上独树一帜，特色鲜明。

管正斋精于针灸配穴，系统阐发了针灸配穴理论，总结并发展了历代针灸配穴法，使针灸配穴处方学系统化和规范化。他对子午流注、灵龟八法等古典时间医学深有研究，造诣高深，绘制的五环子午流注环周图填充了徐氏子午流注纳甲法中的闭穴，使子午流注针法更加完善。他用谙练的《易经》理论，对灵龟八法作了精辟的阐发，制作了"灵龟八法六十甲子逐时开穴表"，执简驭繁，易于运用。

管正斋在继承前人经验的基础上，开拓创新，创立并发展了舌针疗法、过梁针疗法等特殊针法，对一些疑难痼症，能着手回春，提高了临床疗效，丰富了针灸学内容，为弘扬中医学术做出了宝贵的贡献。

管正斋的主要学术传承人：管遵和、管遵宽、管遵信、管遵惠、李惠芳等。

（二）第四代代表性传承人管遵惠简介

管遵惠（1943—　），山东高密人，现任昆明市中医医院主任医师，云南中医药大学兼职教授，历任昆明市中医医院针灸科主任，美国纽约传统中医学院客座教授，加拿大中医药针灸学院客座教授，中国台湾省长庚纪念医院客座教授，加拿大中医药针灸学会客座教授，欧盟针灸学院终身客座教授，瑞士中医药大学终身教授；被评为云南省名中医，全国第 2、3、6、7 批老中医药专家学术经验继承工作指导老师，全国名老中医传承工作室建设项目专家，云南省科学技术协会委员，中国针灸学会理事，云南省针灸学会副会长、名誉会长等。

管遵惠出身中医针灸世家，自幼随家父管正斋习医。1959 年被选送到云南中医学院学习，1965 年被保送至北京医学院学习深造。管遵惠擅长经络辨证，在子午流注、灵龟八法等古法针灸及针刺手法等方面皆有很深的造诣。在国外医学杂志和国际学术会议发表论文 29 篇，在国家级和省级以上医学刊物上发表学术论文 200 余篇，先后带教过的外国留学生、进修生达 200 余人，遍布世界 18 个国家地区，总结出版论著 20 余部。

管遵惠学以致用，发明 GZH 型热针仪，同期主持的《GZH 型热针仪的研制及临床应用》项目获 1991 年国家中医药科技进步三等奖（排名第 1）；《GZH 型热针电针综合治疗仪的研制及热针作用机理的临床研究》项目获 1996 年云南省科技进步三等奖（排名第 1）；GZH 型热针电针综合治疗仪于 1997 年 8 月 23 日获国家发明专利（专利号：ZL96210141.9；设计人排名第 1）；"热针仪治疗腰椎间盘突出症技术"遴选为国家中医药管理局第四批中医临床适宜技术推广计划项目。

管遵惠老师治学严谨，主持的科研项目《蜂针经穴疗法的临床研究》获 1999 年云南省科学技术进步三等奖；《管正斋老中医子午流注灵龟八法学术经验的整理研究》获 2007 年云南省科技进步三等奖；《舌针疗法的整理及临床研究》获云南省 2011 年度卫生科技成果奖二等奖，2016 年获第六届中国针灸学会科学技术奖三等奖。他先后获原卫生部、云南省、昆明市科技进步奖等共 13 项，获国家发明专利及优秀发明奖共 6 项。

管遵惠老师继承和弘扬了管正斋的学术思想，编著的《论经络学说的理论及临床运用》一书，于 1984 年 7 月在云南人

民出版社出版，并于 1986 年 6 月获全国西北、西南地区优秀
科技图书二等奖，1987 年 2 月获云南省优秀科技图书二等奖。
管遵惠总结并传承管氏针灸学术流派的医学学术思想和临床
经验，编著出版的学术专著主要还有《杏林采叶》《杏轩针经：
管正斋针灸学术经验精要》《中国现代百名中医临床家丛书：
管遵惠》《管氏针灸经验集》《管氏针灸经络辨证针灸法》《管
氏特殊针法集萃》《管氏针灸医学流派　管氏针灸三代传人医
学论文选粹》《管遵惠学术经验撷菁》《管氏针灸经验集（第
2 版）》《管氏特殊针法流派临床经验全图解》《针灸必背医籍
选：管氏针灸金匮》《管氏两代名医针灸配穴经验与验案》《管
氏针灸学术探微》《管氏家传师承教材：管氏常用中医处方与
遣药圭臬》《管氏针灸门墙拾贝》《*On the Theory and Practical
Application of Channels and Collaterals*（经络的理论和实际
应用）》《管氏针灸学术经验菁华》。

　　1991 年获"昆明市有突出贡献的优秀专家"称号，1992
年享受国务院政府特殊津贴；1994 年获"云南省有突出贡献优
秀专业人才"称号；1994 年获昆明市特等劳动模范称号；1996
年云南省人民政府授予"云南省名中医"；1997 年评为全国第
二批老中医药专家学术经验继承工作指导老师；2002 年被确定
为云南省首批中医师带徒指导老师；2003 年遴选为全国第三批

老中医药专家学术经验继承工作指导老师；2011 年国家中医药管理局确定为全国名老中医传承工作室建设项目专家；2012 年确定为云南省第三批中医药师带徒指导老师；2012 年确定为第一批全国中医学术流派传承工作室"管氏特殊针法学术流派传承工作室"项目负责人。2017 年遴选为全国第六批老中医药专家学术经验继承工作指导老师；2019 年确定为全国中医学术流派传承工作室第二轮建设项目"管氏特殊针法学术流派传承工作室"项目负责人；2022 年遴选为全国第七批老中医药专家学术经验继承工作指导老师。

　　管遵惠拥有长远的目光和广阔的胸怀，打破了部分中医传承的狭隘，如传内不传外、传子不传女等，摒弃了各种赌咒发誓、密室刺臂等陋习，通过建立传承工作室和示范门诊的方式，组建了有 200 多人的传承人学术团队，包括国外的学术传承团队，不仅极大推广了管氏针灸的应用范围和深度，提高了管氏针灸医学流派的学术地位，还促进了与全国各学术流派的交流与借鉴学习，有利于自身的不断进步。同时，曾经有多位传承人多次到世界各地进行交流实践，扩大了针灸在世界上的影响力。这是中医传承史的楷模，其打破了中医传承上的壁垒，抛弃了原有传承的弊端，建立了一个开放式的传承模式。

（三）第四代代表性传承人管遵信简介

管氏第四代传人管遵信（1938—2020），山东高密人，博士后导师，国家级名中医。历任云南中医研究所耳针研究室主任，云南耳针研究所所长，中国针灸学会耳穴诊治委员会副主任，加拿大中医药针灸学院终身客座教授。1988 年获云南省突出贡献职业技术人员光荣称号。1991 年获国务院颁布的政府特殊津贴。1996 年评为云南省名中医。1997 年遴选为全国老中医专家学术经验继承指导老师，国家级中医药专家。被许多中外医疗机构授予名誉院长、针灸指导专家等荣誉称号。

管遵信教授在继承管正斋先生学术经验的同时，运用针灸和耳针治疗疑难杂症和常见病、多发病有独到的经验，成功研制了"玉卫 22 型袖珍穴位探测仪"，发明的"耳穴染色进行疾病诊断"获卫生部医药卫生科技成果乙级奖，主持并起草了世界卫生组织西太区和中国针灸学会委托的《耳穴国际标准化方案（草案）》。1988 年创办"中华耳针函授部"。在国内举办了 44 期耳针、针灸、科研方法培训班，在加拿大主讲过 4 期耳针班，为国内外培养针灸、耳针人才 3000 余人。在学术会议和杂志上发表论文 120 余篇，英文、日文、俄文译文各 1 篇，在报纸上发表科普论文 57 篇，参与编著中医针灸疗法专著

12 部，如《中国耳针学》《常见病耳针疗法》《实用医学科研方法学》等。

管遵信教授自幼随父亲学习管氏针灸疗法，成为管氏针灸学术流派第四代主要传承人，经过几十年的临床实践和不断探索，管遵信在继承管氏经络辨证、针灸配穴理论、管氏针刺手法、耳针疗法精髓的同时，创立了耳穴染色法，丰富了耳郭诊断学，为耳穴诊治疾病原理提供了可见的客观指标。2001年又研究创立了"管氏肾病四联疗法"治疗肾衰竭，治愈率10%，显效率50%，总有效率为85%。打破了"肾衰竭是一种慢性、进行性、不可逆和预后严重"的观点，是中国中医针灸近代医学的突破。

（四）第五代主要传承人简介

管傲然：昆明市延安医院主任医师，昆明医科大学硕士，云南省第三批中医药师带徒，名老中医管遵惠的学术继承人。致力于中西医结合临床研究，在管氏特殊针法方面造诣颇深。总结管氏针灸临床经验，发表论文 20 余篇，主编出版学术论著 10 余部。

管薇薇：美国佛罗里达大学康复及物理治疗专业康复医学博士，美国佛州针灸学院针灸学硕士，全国名老中医管遵惠教授的学术继承人。曾任桑德斯医院（美国佛罗里达大学教学医院）骨科和体育医疗中心医师，现在美国佛罗里达州管氏针灸医学流派二级工作站管氏针灸康复诊所工作，从事中西医结合康复医学的临床研究和管氏针灸医学流派的传播和实践工作。

郭翠萍：昆明市中医医院主任医师，春城名医，云南省首批名中医管遵惠教授的学术继承人，管氏针灸医学流派第五代主要传人。曾经先后到瑞士针灸治疗中心交流工作 3 年，致力于管氏针灸在瑞士的宣传和交流。从事中医针灸临床工作 30 余年，对管氏针刺手法、管氏经验穴、管氏学术经验进行深入的研究并学习应用，加以总结提高自己，总结撰写发表论文 30 余篇，主编副主编及参与出版论著 15 部。

谭保华：昆明市中医医院主任医师，昆明市名中医。管遵惠教授全国第二批老中医药专家学术经验继承人，昆明市第一批老中医师带徒老师。多年来致力于管氏针灸医学的临床应用研究，取得了很好的疗效。曾在非洲乌干达和欧洲斯洛文尼亚进行管氏针灸的传播交流工作，深受外国人的爱戴，具有很好的临床疗效，总结发表论文 20 余篇，参与发表论著 10 余部。

徐杰：昆明市中医医院主任医师，管遵惠教授全国第二批老中医药专家学术经验继承人，昆明市名中医。多年来致力于管氏针灸医学的临床应用及理论研究，在临床中总结经验，发表论文 20 余篇，参与发表论著 10 余部。在瑞士从事中医针灸工作，致力于管氏针灸医学在瑞士的传播和工作交流，对管氏针灸医学深入研究和践行，具有很好的临床疗效。

丁丽玲：昆明市中医医院主任医师，昆明市名中医，云南省首批名中医管遵惠教授的学术继承人，管氏针灸医学流派第五代主要传人。从事管氏针灸医学流派的临床研究和实践工作 30 余年，总结撰写发表论文 30 余篇，主编副主编及参与出版论著 10 余部。

姜云武：云南中医药大学教授，硕士导师，云南省针灸学会会长。管遵信教授全国第二批老中医药专家学术经验继承人，长期在云南中医药大学从事教学及耳针科研临床工作，培养管氏针灸学术流派的新型人才。

汤晓云：云南省中医药研究院主任医师，管遵信教授全国第二批老中医药专家学术经验继承人，在云南省中医药研究院从事管氏耳针的临床研究工作多年，曾到瑞士从事管氏耳针的临床应用交流工作。

王苏娜：贵州中医药大学基础医学院副教授，博士。曾经在昆明市中医医院从事中医针灸临床工作及管氏针灸学术研究。现在贵州中医药大学从事教学工作，进一步培养管氏针灸学术流派的新型人才。

　　王艳梅：昆明市中医医院副主任医师，管遵惠教授全国第六批老中医药专家学术经验继承人，从事管氏针灸医学流派的临床研究和实践工作 20 余年，总结撰写发表论文 20 余篇，主编副主编及参与出版论著 10 余部。

第3章 管氏针灸学术流派在国内的发展

　　中医针灸流派的形成与发展具有特定的历史环境与条件，我们通过分析"十五""十一五"立项的名老中医针灸学术经验传承研究课题中的诸位名老中医，提出了学术流派必须由著名医家作为核心人物、有鲜明的学术思想、有稳定的传承体系。中医学术流派的认定要素主要包括几个方面，一是具有学术流派的典型代表；二是具有创新而独特的学术思想、认知方法和临证思辨特点；三是具有源远流长的学术渊源和根基；四是流派的学术思想能够指导临床医疗实践；五是学术流派在一定地域或范围内具有影响力；六是具有稳定的传承医脉。同时医学流派的发展背景，包括文化繁荣、经济发展、医商聚集、学术交流等诸多方面。

　　从全国中医针灸流派等典型中医流派的发展历程并结合

中医流派相关研究的成果，可以看出中医流派传承发展需要的主要条件应该包括几个方面：一是师承教育，无论是传统的家族传承、拜师传承，还是近些年来盛行的工作传承、专项传承等，中医针灸流派的传承主要还是依靠师承教育模式。二是临床名家，作为针灸流派的一代宗师及传承人中的佼佼者，都必须是疗效显著、影响力广泛的临床名家，如此才能形成流派并得到发展。三是足够包容的文化环境和活跃的学术争鸣，流派具有异于常规的特色之处，不仅需要有包容的文化环境赖以生存，还需要在活跃的学术争鸣中不断完善和发展自身。四是地域内的行业聚集与经济发展程度，中医流派的发展需要相当容量的医疗服务市场作为支撑条件，对地域内经济发展和行业聚集程度具有一定的要求。

目前国家对中医针灸流派传承工作采取了许多保护和促进工作，各地建立了不同层次的名医工作室，国家级的有全国老中医药专家学术继承工作室、全国中医学术流派传承工作室等，各地区则开展了中医针灸流派传承研究基地和中医流派传承与特色技术扶持项目，并在中医药院校及一些地区开展中医流派传承人才培养和流派诊疗基地，力图从培养中青年传承人才和构建临床高地的角度，深入推进中医流派传承工作。此外，另有多个流派入选了国家级和地区非物质文化遗产保护项目，可以说目前政府部门对流派传承的支持力度是前所未有的。

一、管氏针灸学术流派学术核心

（一）管氏特殊针法学术流派学术思想

管氏针灸医学学术流派创新特殊针法：继承传统针灸，针灸临床强调辨证论治，规范配穴处方，重视传统针刺手法。管遵惠老师撰写了针灸配穴方法论、针灸配穴成方理论，确定了管氏针灸施治法则、针灸处方原则，总结了针灸取穴规律，制定了十六种针灸配穴法，成为管氏针灸学术流派针灸临床配穴处方准绳。

遵循经络辨证：管遵惠老师擅长经络辨证，其论文"经络辨证针灸法述要"在国内连载发表。学术传承人继承和发展了管氏经络辨证理论，出版了《管氏针灸经络辨证针灸法》等学术专著，作为管氏针灸学术流派针灸临床指南，加强了云南地域性学术流派的发展。

（二）管氏针灸学术传承特点

管氏针灸学术传承重视传承理念三要素：理、法、意，是针灸学术传承的根本，亦是管氏针灸学术思想体系之一，更是我们学习中医针灸理论、应用管氏针灸学术技术及临床经验的指南。

"理"是认真学习中医理论，全面继承，深入研究中医针灸经典著作，掌握针灸技能，通晓医理，这是传承和发展管氏针灸学术流派之根。管氏针灸理论重视辨证论治，遵循中医学术的整体观念，总结了针灸治疗的整体观，即辨证明，虚实清，别经脉，定腧穴，量深浅，审部位，视禀赋，合时令，参舌脉，查针具。管氏针刺手法的运用中蕴涵人体虚实、经脉腧穴、部位深浅、禀赋舌脉、时令针具等各个方面，亦是人与自然宇宙相互协调统一的"天人合一"整体观的体现。中医学最显著特点就是辨证论治，中医辨证方法有经络辨证、八纲辨证、脏腑辨证、气血津液辨证、六经辨证、卫气营血辨证、三焦辨证、病因辨证等。诸法各具特点，运用各有侧重，但就学术渊源及理论内容而论，经络辨证是基础，脏腑辨证是核心，八纲辨证是纲纪。经络辨证是针灸临床诊治疾病的基本法则，其以经络理论为依据，对通过四诊所取得的症状、特征等临床资料进行综合分析，辨明其内在联系和各种病变的相互关系，确定病变经络，辨明证型，诊断治疗的过程。因此，熟悉各条经脉的循行、生理功能、是动所生病候等规律，则是掌握经络辨证的基本功。管遵惠老师熟读经典，通晓医理，发展了针灸学术理论，提炼了管氏针灸学术观点。

"法"是在继承管氏中医治疗方法的基础上，发展和创新中医针灸的治疗方法，不断提高临床疗效，是继承和发展中医之"魂"。针灸补泻法则以《内经》经旨为依据，针治准则为盛则泻之，虚则补之，寒则留之，菀陈则除之，不盛不虚，以经取之；灸治准则为寒则温之，虚则补之，陷下则灸之；针灸处方配穴的基本准则为循经取穴。在临床工作中，我们必须辨证准确，灵活实施针灸准则，熟练掌握补泻手法，辨证施治才能准确无误，才能提高针灸临床疗效。

"意"，医者意也，意会、领悟是传承名老中医学术思想，发展中医之"魂"。管遵惠老师学习继承并理解掌握了中医理论和针灸学术内容，且具有扎实的文学功底，熟悉中医经典著作，积累丰富的临床经验，创新舌针疗法，发明蜂针经穴疗法。管遵惠老师在前人焠刺、温针灸、艾灸的启发下，对针刺手法进行了深入的研究分析，经过十多年的精心钻研发明了热针，在临床中运用管氏热针治疗一些疑难病症，提高了临床疗效，形成了集传统针灸方法与现代科学技术相结合的热针疗法，丰富了针灸学内容。

针灸学术流派是针灸实践发展与理论创新的土壤，也是针灸学术传承的阵地、人才培养的摇篮。2012年12月，国家中医药管理局公布了第一批64家全国中医药学术流派传承工作室的建设任务，昆明市中医医院承担了管氏特殊针法学术流派传承工作室的建设任务。2019 年 4 月 30 日，国家中医药管理局根据 64 个全国中医学术流派传承工作室的验收成绩和发展潜力，公布了择优确定的 51 个流派传承工作室开展第二轮建设，管氏特殊针法学术流派传承工作室第二轮建设项目启动。管氏特殊针法学术流派重视人才培养，加强流派建设，建立了 2 个传承工作室，创建了 6 个管氏特殊针法学术流派传承工作室二级工作站，设立了 4 个示范门诊，组建了有 113 名学术传承人的学术团队，进一步引领与带动了云南中医针灸学术流派的发展。在管氏几代人的努力之下，深入研究和整理了管氏针灸的传承理念和管氏特殊针刺手法，为中医针灸的发展和创新添砖加瓦，为临床治疗和运用提供了更好地指导，同时更好地推动了云南管氏特殊针刺手法的传播，促进全国各学术流派之间的交流与借鉴学习，更加完善和发展了管氏针灸学术流派，使管氏特殊针刺疗法得到更广泛的传播。

二、管氏针灸学术流派的配穴方法

1. 三部配穴法

三部配穴指局部、邻部、远部三处取穴配穴。局部取穴法：依发病位置或脏腑体表部位取穴，如胃病取中脘，腹痛取天枢等。邻部取穴法：在接近发病位置选穴配穴，加强疗效，如鼻病取上星，手腕病取间使、会宗等。远部取穴法：循经或在相关经脉远端取穴配穴，如眼病配光明，耳病配中渚，牙痛配合谷。局部、邻部、远部三部配穴法在临证时可单独使用，也可配合使用，如胃痛用局部中脘，邻部章门，远部内关、足三里。三部取穴应遵循按循经、表里经、子母经、同名经等相关经脉取穴，遵循"宁失其穴，勿失其经"的原则配穴处方。

2. 俞募配穴法

俞穴是脏腑经气所输转的部位，募穴是脏腑经气聚会的部位。俞募穴均与脏腑有密切的联系，因此五脏六腑发生病变时可采用俞募配穴治疗。如肺俞配中府（肺募），主治肺病、咳嗽、哮喘、咯血等。脾俞配章门（脾募），主治脾病、腹胀、水肿、胁痛、肠鸣、泻痢、黄疸等。俞募穴的配合应用，除了能直接治疗脏腑本身疾病，还可以间接治疗在病理上与内脏器官相关联的疾患，如肝开窍于目，治目疾可以取肝俞；肾开窍于耳，治肾虚耳聋可以取肾俞等。

3. 前后配穴法

前后配穴法，是在人体各部，即头部、胸背部、腹腰部、四肢部，用前面的腧穴配合后面的腧穴治病的一种方法。如头部，哑门配廉泉，治喑哑；风池配太阳，治头风。胸背部，膻中配膈俞，治胸膈气闷；巨阙配心俞，治心腹疼痛。腹腰部，关元配命门，治遗精、阳痿；水道、归来配八髎，治妇女月经不调。四肢部，三间配后溪，治五指麻木；髀关配承扶，治股关节痛。

4. 十二经表里配穴法

《灵枢·经脉》中记载的十二经脉流注次序，是从手太阴注入手阳明，如此一脏一腑，一里一表，循序传注，成为一个经络循环。十二经表里关系为肺与大肠相表里，胃与脾相表里，心与小肠相表里，膀胱与肾相表里，心包络与三焦相表里，胆与肝相表里。临诊时遇到里经有病，可配表经同治；表经有病，可配里经同治。如肺经太渊配大肠经合谷，治疗外感风寒；胃经足三里配脾经公孙，可治疗胃痛等。

5. 阴阳配穴法

阴阳配穴法即阴经配阴经、阳经配阳经、阴经配阳经的配穴法。如阴经腧穴与阴经腧穴相配，公孙配内关，主治胸腹疼痛；神门配三阴交，主治失眠、遗精。阳经腧穴与阳经腧穴相配，曲池配足三里，主治肠胃病、发热病；支沟配阳陵泉，主治胁肋痛、肝胆病。阴经腧穴与阳经腧穴相配，足三里配内关，主治肠胃病；合谷配复溜，主治外感身热无汗等。

6. 接经配穴法

即先经络辨证确定出属何经，然后取其经脉相连的经穴；或手足同名经脉适宜的腧穴，进行配穴的针灸治疗方法。如足阳明胃经下接足太阴脾经，胃痛取梁门配公孙；手少阴心经上接足太阴脾经，失眠取神门配三阴交。手足同名经腧穴相配，如喉痹取手足阳明经的合谷配内庭，侧胸部疼痛取手足少阳经的支沟配足临泣等。

7. 主客原络配穴法

主客原络配穴法指以原发疾病经脉的原穴为主，以相为表里的经脉的络穴为客的配穴法。原穴，即十二经脉分布于手足腕踝部位的十二个原穴。《灵枢·九针十二原》曰："五脏有六腑，六腑有十二原，十二原穴出于四关，四关主治五脏，五脏有疾，当取之十二原。"络穴，即十五络脉分布于四肢、腹腰等处的十五个络穴，对于十二经脉的阴经与阳经有联络的作用。如鼻塞不闻香臭，鼻为肺窍，手阳明经脉之所过，故取手阳明之原合谷为主，配手太阴之络列缺为客。又如流感咳嗽、胸痛、喉痛，其病在肺，取手太阴之原太渊为主，配手阳明之络偏历为客。再如太冲配光明，主治肝胆火邪上炎，目赤生翳等。

8. 郄会配穴法

郄穴是经络气血积聚的间郄，急病重病时，气血凝滞，宜取此穴，故郄穴是治疗急性疼痛疾患的要穴。十二经脉及阴维脉、阳维脉、阴跷脉、阳跷脉，均有郄穴，共 16 穴。会穴，即脏会章门，腑会中脘，气会膻中，血会膈俞，筋会阳陵泉，髓会悬钟，骨会大杼，脉会太渊，谓之八会。郄会配穴法常用于治疗急性疼痛，如胃经郄穴梁丘配腑会中脘，治疗胃痛吐酸；心包经郄穴郄门，配血会膈俞，治疗真心痛等。

9. 刚柔配穴法

刚柔配穴法又名夫妻配穴法，五运六气学说以十天干的甲与己配为土运，乙与庚配为金运，丙与辛配为水运，丁与壬配为木运，戊与癸配为火运。天干有阴阳的区别，以阳为夫为刚，以阴为妻为柔，按十干相合与其所代表的经穴，就是所谓夫妻刚柔的由来。如《玉龙赋》曰："阴陵、阳陵，除膝肿之难熬"，即是己脾与甲胆相配的刚柔配穴法。再如《席弘赋》曰："手连肩脊痛难忍，合谷针时要太冲"，即是乙肝配取庚大肠的夫妻配穴法的应用。

10. 九宫配穴法

九宫配穴法指辨证取穴，在既定部位按伏羲八卦方位取穴，依据洛书九宫数行针施术的针灸配穴法。如脊椎九宫穴，主治腰椎间盘突出症，脊椎退行性骨关节病；培元九宫穴，主治遗尿、阳痿、月经不调、不孕等病证；补肾九宫穴，主治头晕、腰酸等肾虚病证，多囊卵巢综合征等妇科病证。

11. 上下配穴法

上下配穴法包括上病取下法、下病取上法、上下并用法。上病取下法，即上部发生病变用下部穴位治疗，如目痛取足临泣、光明，腰背痛取委中配昆仑。下病取上法，即下部发生病变用上部的穴位治疗，如鼻塞衄衄取上星、通天，下肢瘫痪取肾俞、腰阳关、次髎。上下并用法，即在病变的上下部取穴施治，如闪挫腰痛取水沟配长强，脱肛内痔取百会配长强。

12. 五行输配穴法

五行输，是指十二经脉在四肢肘膝关节以下的井、荥、输、原、经、合六十六个腧穴，"所出为井，所溜为荥，所注为输，所行为经，所入为合"。因各穴与五行相配，故名五行输。这种配穴方法是按照五行生克的道理依次配属腧穴，并结合"虚则补其母，实则泻其子"的原则进行配穴，如肺实证，咳喘胸满，则泻本经的合穴尺泽（水）。因肺本属金，尺泽属水，金能生水，水为金子，这是实则泻其子的方法。又如肺虚证，多汗少气，则补本经的输穴太渊（土）。因太渊属土，土能生金，土为金母，这是虚则补其母的意思。

《难经·六十八难》曰："井主心下满，荥主身热，输主体重节痛，经主喘咳寒热，合主逆气而泄，此五脏六腑井荥输经合所主病也。"如患者脉浮、喘咳、寒热、胸满，这是肺经的病。若见心下满，就取肺经的井穴少商；若身热，就取肺经的荥穴鱼际；若体重节痛，就取肺经的输穴太渊；若喘咳寒热，就取肺经的经穴经渠；若逆气而泄，就取肺经的合穴尺泽。又如患者脉浮缓，腹胀满，食不消化，体重节痛，嗜卧，当脐有气动，按之有轻痛，这是足太阴脾经的病。若见心下满，就用脾经的井穴隐白；若身热，就用脾经的荥穴大都；若体重节痛明显，就用脾经的输穴太白；若喘咳寒热，就用脾经的经穴商丘；若逆气而泄，就用脾经的合穴阴陵泉。按虚则补其母，实则泻其子的治疗规律，由于井穴感觉异常敏锐，适用于闭郁急症，迅速刺血之用（如咽喉闭证刺少商、商阳出血，时疫急症先刺十二井等），故称为急救穴，而不适于手法比较复杂的补泻，所以遇到应在井穴补泻的时候，就需要改用"泻井当泻荥，补井当补合"的变通办法。如心经少冲改补少海，心包经中冲改补曲泽，膀胱经至阴改补委中，肾经涌泉改泻然谷，胃经厉兑改泻内庭。井（母）能生荥（子），泻荥就是泻井，实则泻其子。合（母）能生井（子），补合就是补井，虚则补其母。

13. 肢末配穴法

即上下肢及其末梢部的腧穴相互配穴使用，适用于全身症状和脏腑疾病。如四弯穴委中配曲泽，主治高热、胸腹绞痛、四肢拘挛；四关穴合谷配太冲，主治身热头痛、手足疼痛；八邪配八风，主治四肢浮肿、手足麻木；手十二井配足十二井，主治五心烦热、高热昏迷等。

14. 本经配穴法

凡本经内脏发生病变，可采用本经的腧穴治疗。《难经·六十九难》曰："不虚不实，以经取之者，是正经自生病，不中他邪也，当自取其经。"如肺经病咳喘、咯血，取太渊、列缺、鱼际、尺泽、中府。脾经病泄泻、下痢、腹痛、腹满，取公孙、大横、腹哀、三阴交。任脉疾病七疝、白带、癥瘕，取曲骨、中极、关元、气海。督脉疾病脊强、反折，取大椎、腰阳关、筋缩、命门。

15. 一经连用或数经互用配穴法

一经连用配穴法，是在同一经脉的上下连续取穴，多用于四肢痿痹等，如治上肢痿痹，取肩髃、曲池、合谷、肩髎、天井、外关；治下肢痿痹，取环跳、阳陵泉、悬钟、髀关、阴市、足三里。数经互用配穴法，是在同一部位采用数经的穴位进行治疗，如治疗漏肩风，取肩髃、肩髎、臑俞、肩前；治疗膝关节痹痛，取血海、梁丘、膝眼、曲泉、阳关、阳陵泉、阴陵泉。

三、管氏针灸学术流派特色疗法

管氏针灸学术流派在长期临床实践中继承和发展中医针灸学术的理论基层上，创新和发展了管氏针灸学术流派的特殊针法，完善了管氏针灸学术流派的学术思想，提炼和践行了管氏针灸学术流派的传承理念，形成了学术特点鲜明的管氏特殊针法学术流派。

（一）管氏舌针疗法

舌针疗法是管正斋先师根据《内经》舌与脏腑经络关系的理论，结合祖传针法和自己数十年的临床经验，创立的一种特殊针法。管老的学术继承人、嫡系传人管遵惠教授，继承和发展了舌针理论，通过针灸临床实践与推广，形成了比较完整的管氏舌针灸学术体系。管氏舌针依据《易经》"阴阳之道"的哲理，和"阴升阳降"的中医理论，确定了 24 个基础舌穴（图 2）；制定了管氏舌针补泻手法；确立了管氏舌针配穴法；规范了管氏舌针的适应证和禁忌证。管氏舌针为主治疗小儿脑瘫 150 例，总有效率为 93.04%。临床病例分析

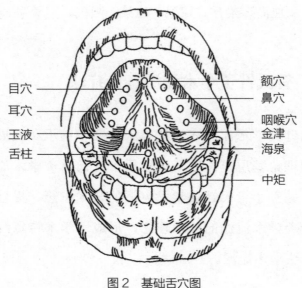

目穴

耳穴

玉液

舌柱

额穴

鼻穴

咽喉穴

金津

海泉

中矩

图2 基础舌穴图

表明，舌针能有效改善患儿智力、语言功能、惊厥等精神神经症状；对恢复中枢性运动功能障碍，有显著治疗作用。管氏舌针为主治疗中风190例，总有效率为95.8%，对治疗前后血液流变学和甲襞微循环的变化进行观察证实：舌针治疗能降低血液的黏稠度，防止血栓形成，改善血流动力学；改善微循环，增加脑供血，增强脑代谢，有助于语言及肢体功能的恢复。舌针配合体针治疗面瘫100例，治愈86例，占总数的86%，显效10例，占10%，好转4例，占4%。表明舌针为主配合中医辨证针刺治疗面瘫的治愈率高，后遗症少，是较好的方法之一。应用管氏舌针治疗郁证36例与辨证治疗郁证 30 例进行对比观察，有极显著性差异，提示管氏舌针疗法有利于郁证的治愈率。

（二）管氏热针疗法

管氏热针疗法是管遵惠教授在多年临床工作实践中结合现代技术理论，发明的一种新的针刺疗法，通过运用 GZH 型热针仪结合针灸治疗的方法。GZH 型热针电针综合治疗仪是一种新型的针灸治疗仪器，主要特点：①具有热针、电针综合治疗功能；②热针采用恒流控温方式，可控制针体温度，发热稳定，控温精确；③能数字显示热针温度和其电针频率及输出电流强度。使用时能根据治疗需要提高并控制针体温度，使整个针身发热均匀，温度始终保持恒定，起到针刺、灸疗、温针灸、火针、电针等综合治疗的效果。"热针仪治疗腰椎间盘突出症技术"遴选为国家中医药管理局第四批中医临床适宜技术推广计划项目。

1981 年 8 月至 2013 年 12 月，GZH 型热针仪共治疗患者 11 万人次，治疗主要病种 29 种。根据已发表的论文，列举主要病种疗效统计如下。

热针治疗肩周炎，治愈率 83%，总有效率 96.6%；热针治疗肥大性脊椎炎，显效率 68.3%，总有效率 96.4%；热针治疗坐骨神经痛，治愈率 61.1%，总有效率 97.2% ；热针治疗哮喘，显效率 59.41%，总有效率 96.9% ；热针治疗腰椎间盘突出症，治愈率 64.1%，总有效率 97.7%。临床分组对照观察表明 GZH 型热针仪能够提高针灸治疗某些病证的临床疗效。

（三）蜂针经穴疗法

在管遵惠主任医师的指导下，我们于 1987 年引进了蜜蜂螫刺的方法，首次与中医针灸理论相结合，创立了蜂针经穴疗法，并对其进行了系统研究，总结出了比较完整的蜂毒过敏试验、蜂针循经散刺法、蜂针经穴直刺法、活蜂经穴螫刺法等常规疗法，并开展和创新了蜂毒注射液穴位注射、蜂毒注射液经穴导入、子午流注蜂针经穴疗法等多种方法，使蜂针螫刺上升为有中医针灸理论指导的、比较规范的蜂针经穴系列治疗方法，使其升华成为一套完整的、系统的疗法，成为针灸医学中的新分支，丰富了中医针灸学的内容。蜂针经穴疗法治疗痹证患者 150 例，治愈 26 例，好转 115 例，未愈 9 例，141 例有效，总有效率 94%。蜂毒注射液小剂量穴位注射是利用蜂毒的药理作用刺激经络腧穴，以达到综合治疗效应的蜂毒经穴疗法。蜂毒穴位注射治疗风湿性关节炎、类风湿关节炎患者 61 例，治愈 9 例，好转 46 例，无效 6 例，总有效率 90.16%。蜂毒注射液直流电离子导入治疗痹证 75 例，治愈 15 例，好转 59 例，无效 1 例，总有效率 98.7%。设立对照组对比观察，蜂毒经穴导入组在消退肿胀和减轻疼痛方面均优于草乌酊离子导入组，尤以消退肿胀疗效明显。

（四）管氏过梁针疗法

管正斋老先生在刺法上汲取了《内经》短刺法中的深针，输刺法取穴精而刺深，以及《内经》经刺法的直刺病变不通的结聚部位等针法特点，结合家传针刺方法，形成了独具特色的管氏过梁针法。管遵惠教授学习继承了其父的学术经验，传承了管氏过梁针法，在针灸临床应用中有所创新和发展。

管氏过梁针刺法特点概况为深、透、动、应。"深"，即管氏过梁针选用的奇穴和经穴较常规刺法进针深。"透"，即管氏过梁针四肢部奇穴，要求透刺到对侧皮下。"动"，即管氏过梁针在进针或行针时，患者会出现不自主的抽动或颤动。"应"，即部分过梁针奇穴，须在针刺时出现感应方能获效。

管氏过梁针常用特定奇穴有 24 个：天灵、腋灵、屈委阳、尺桡、中桡、寸桡、寸平、脑根、平顶、中平、阳委 1、阳委 2、阳委 3、四连、五灵、灵宝、山膝根、泉中、肾根、迈步、外伏兔、臂宁、下灵、大椎。过梁针补法：行"凤凰理羽"手法9次，三九27次，或九九81次。过梁针泻法：行"凤凰展翅"手法6次，六六36次，或八八64次。留针30分钟，缓慢起针，出针后休息20分钟。

管氏过梁针治疗瘫痪68例，配合电针、心理治疗及功能锻炼。1～5次治愈者26例，6～10次治愈者18例，10～20次治愈者15例，21～30次治愈者6例。治疗3个月至2年，好转者2例，无效1例，总有效率98.53%，治愈率95.59%（治愈率高于有效率）。管氏过梁针治疗35例经精神病专科医院确诊为精神分裂病的患者，其中男性26例，女性9例。35例患者经过梁针治疗1～3个月，临床痊愈2例，显效6例，有效21例，无效6例，总有效率82.86%。管氏过梁针治疗急性脊髓炎恢复期19例，经治疗3～4个疗程后，治愈11例，显效4例，有效3例，无效1例，总有效率94.7%。

（五）管氏子午流注针法

子午流注是我国古代医学理论中的一种学说，它基于"天人合一"的整体观点，认为人身气血是按一定的循环次序、有规律地、如潮涨潮落般出现周期性变化，是依据子午流注理论，遵循经络气血盛衰与穴位开阖规律，配合阴阳五行、天干、地支按时开穴的治疗方法。

管氏对子午流注针法的创新与发展：①绘制五环子午流注环周图。1961 年 6 月，云南中医学院重印管正斋先生 1943 年出版的五环子午流注环周图，此图在明代徐凤《针灸大全》"子午流注逐日按时定穴诀"的基础上，增加了同宗交错（又名刚柔相济）开穴法，36 个"夫妻穴"可以通用，增加了 36 时辰的开穴，但仍有 24 时辰属"闭穴"，无穴可开。管氏五环子午流注环周图，特加绘"母子填充"一环，采用纳子法的"母子穴"来填充闭穴，使子午流注环周图逐日逐时，均有穴可开，丰富了子午流注理论，拓宽了子午流注针法的临床运用范围。②管氏针灸第四代传人管遵惠创制了《子午流注逐日对时开穴和互用取穴表》，首创子午流注表解法，使子午流注开穴更为快捷方便。③管氏提出"提高子午流注临床疗效五要素"，言简意赅地归纳了子午流注临床应用的指导思想和运用要点。

（六）管氏灵龟八法

灵龟八法，又名奇经纳卦法，是运用古代哲学的九宫八卦学说结合人体奇经八脉气血的会合，取其与奇经相通的八个经穴为基础，按照日时干支的数字变易，采用数字演绎，推算人体气血的盛衰，采取按时开穴施治的一种传统针灸刺法。

　　管氏针灸传人用谙练的《易经》理论，对灵龟八法作了精辟的阐发，设计了"年干支查对表""月干支查对表""日干支查对表""时干支查对表""灵龟八法六十甲子逐时开穴表""飞腾八法开穴表"，使繁复的灵龟八法开穴程序简化为简单易学的开穴方法，使初学者执简驭繁，易于运用。

　　灵龟八法经过历代医家的临床实践和近代科学的验证，不仅包涵着深刻的哲理，而且具有较高的临床疗效和一定的科学价值。

　　针灸学术流派是针灸实践发展与理论创新的土壤，也是针灸学术传承的阵地、人才培养的摇篮。2012 年 12 月，国家中医药管理局公布了第一批 64 家全国中医药学术流派传承工作室的建设任务，昆明市中医医院承担了管氏特殊针法学术流派传承工作室的建设任务。2019 年 4 月 30 日，国家中医药管理局根据 64 个全国中医学术流派传承工作室的验收成绩和发展潜力，公布了择优确定的 51 个流派传承工作室开展第二轮建设，管氏特殊针法学术流派传承工作室第二轮建设项目启动。管氏特殊针法学术流派重视人才培养，加强流派建设，建立了 2 个传承工作室，创建了 6 个管氏特殊针法学术流派传承工作室二级工作站，设立了 4 个示范门诊，组建了 113 名学术传承人的学术团队，进一步引领与带动了云南中医针灸学术流派的发展和世界各地的传播影响。管氏在几代人的努力之下，深入研究和整理了管氏针灸的传承理念和管氏特殊针刺手法，为中医针灸的发展和创新添砖加瓦，为临床治疗和运用提供了更好的指导，同时更好地推动了云南管氏特殊针刺手法的传播，促进了全国各学术流派之间的交流与借鉴学习，更加完善和发展了管氏针灸学术流派，使管氏特殊针刺疗法得到更广泛的传播。

四、管氏针灸学术流派的团队建设

数千年来中医流派传承对中医学的发展起到了重要作用，有力地推动了中医理论文化和临床诊疗的创新。《四库全书总目提要》云："儒之门户分于宋，医之门户分于金元。"中医流派传承已逾千年，先生们口传心授，临证带教，中医学术流派传承的方法和模式大抵不变。然中医学术流派传承现状又是如何？又有何瓶颈和困惑？我们又该如何更好地传承中医呢？这是在当代不得不思考的一个问题。当前中医药的继承创新迎来了难得的历史性机遇，也面临着新的挑战，有必要在明晰一些问题的前提下采取措施，进一步推动中医流派的传承与发展。

近年来，国家中医药管理部门在汲取地方成功经验的基础上，大力开展中医药学术流派传承工作室建设，以继承为基础，探索建立中医流派学术传承、临床运用、推广转化的新模式，取得了初步成效。但在中医流派传承发展工作中，也存在学员学术思想延续性不够、评价使用机制不尽完善等方面问题。如师徒间虽有学术思想的总结研究，但在学员的学术成果上缺乏流派学术思想的延续，学员本职工作中亦无流派传承方面的评价要求，还存在"传而不承"的现象。2012年12月，国家中医药管理局公布了第一批64家全国中医药学术流派工作室建设单位，昆明市中医医院承建的管氏特殊针法学术流派工作室是其中之一。2019年，国家中医药管理局公布了择优确定的51个流派传承工作室开展第二轮建设，管氏特殊针法学术流派传承工作室第二轮建设项目启动。

管氏特殊针法学术流派重视人才培养，加强流派建设，建立了2个传承工作室，创建了12个管氏特殊针法学术流派传承工作室二级工作站，设立了4个示范门诊，组建了有235名学术传承人的学术团队，代表性传承人3名，主要传承人212名，后备传承人20名，其中正高职25人，副高职44人，中级职称62人，初级职称76人，博士11人，硕士61人。初步构建了一支理论功底扎实，诊疗技艺熟练的复合型流派传承人才梯队。管氏针灸，薪火相传，后继有人，正在有序传承发展，弘扬光大，同时开启了针传四海的局面。

管氏特殊针法学术流派传承团队主要人物如下。

代表性传承人：管遵信、管遵惠。

主要传承人：212 名。

二级工作站团队：昭通市中医院学术传承人 10 名，禄劝彝族苗族自治县中医院学术传承人 5 名，曲靖市中医院学术传承人 6 名，开远市中医院学术传承人 8 名，临沧市中医院学术传承人 6 名，大理市中医院学术传承人 10 名，美国佛罗里达州学术传承人 2 名。

主要学术传承人（26 名）：管遵宽、管傲然、管薇薇、丁丽玲、郭翠萍、易荣、徐杰、谭保华、姜云武、汤晓云、李惠芳、管钟洁、王艳梅、王祖红、李莉、袁曼宇、左政等。

圣爱中医馆传承人（12 名）：刘海静、田春洪、王莉、杨小洁、朱志、杨绍春等。

第二示范门（12 名）：刘琼、罗超、张黎恒、朱玲、辛昆、袁志强等。

新增后备流派传承人（11 名）：段晓荣、刘芳、李莉、杨梅、袁曼宇、丁宇等。

第4章 管氏针灸在中欧的践行

一、概述

中医西传，或称"海外中医热"，这是一个悠久的研究课题。国外有不少专门的研究机构研究中医，成果丰硕。这些研究有一个共同特点，即关注海外中医药的应用和普及，重视中医在当代西方社会的生存与影响。但中医西传究竟是如何发生的，其间经历了怎样的过程？十九世纪前在欧洲科学家视野下的中医是新术还是旧技？欧洲汉学家如何看待中医？这些都是"中医西传"研究中值得关注的问题。

西医东进和中医西传几乎是在十五世纪之后逐渐发生的，但两者最初的传播方式却大相径庭。西医的诊疗方法是通过来华西方医生的手和手术刀展现的，医学知识是由耶稣会士编译绘制的中文书籍和图谱解释的，由此使中国士大夫和普通百姓能直接感受西医的技术与理论。而中医西传却是借助商业通道进入欧洲世界的，西方商人、旅行家和传教士自东方探险回归时，通常会随身携带数量可观的中药、医书和本草书籍，包括上古和后世医家的著作，内容涉及如何观察疾病、如何治疗患者的疾病，以及如何制造药剂治疗和改善人体虚弱的情况，西方人需要自己琢磨、猜想与研究对中医中药的理解与使用。

十六世纪欧洲科学家对待东西方医学交流的态度，可以用积极拥抱来形容。首先对中医药作出公开反应的是文艺复兴时期的解剖学家、欧洲医学史上划时代人物维萨里。1543 年他在人体解剖基础上完成了《人体构造》，在欧洲出版，该书颠覆了传统的以动物解剖学为基础的盖伦解剖学理论，遭到欧洲解剖界的猛烈抨击。为此，维萨里以正风行欧洲的中药为题，撰写了《中国根书简》（注:"中国根"为中药土茯苓）。在书中，他以中国"万灵圣药"被查理五世接受为例，阐述了这种突现欧洲的异域新药虽然能弥补欧洲传统药物和疗法的不足，但存在不尽如人意之处的现实，以新技术往往进步与缺陷共存的观点，为自己的解剖新发现和颠覆性理论辩护。在欧洲医学界由古典知识向近代启蒙思想转化进程中，"中国根"这一符号所蕴含的变革意义起到了一定作用。

十七世纪初期，中医知识正式进入欧洲，主要载体是传教士的报道和旅行者的游记，以及由欧洲境内传教士根据不同报告编写的中国书籍，其中以卫匡国的《中国新图志》、曾德昭的《大中国志》、基歇尔的《中国图说》和杜赫德的《中华帝国全志》影响最大。这些著作或多或少会涉及一些中国医学记录，以传教士看见的中医治疗实证为多，成为欧洲自然哲学家、博物学家和汉学家研究中国的基本素材。

1680—1689 年，相继有三部外语中医专著在欧洲问世，分别是 1682 年荷兰东印度公司医生卡莱耶尔所著的《中医指南》、1683 年在日本的荷兰东印度公司医生瑞恩编译的《针灸》，以及 1686 年德国汉学家门采尔在纽伦堡科学年鉴上发表与卜弥格、卡莱耶尔共同署名的《中医钥匙》。这些著作中涉及中医切脉术、舌诊术、针灸治疗、方剂及中医理论等专业知识。中医学的诊断与治疗技术、中医方法与理论，以英语形式呈现给欧洲读者，清除了欧洲科学家的中医知识盲点，为他们认识与研究中国医学打开了一条通道，将欧洲的"中国热"推向一个小高潮。英国皇家科学院创始人波义耳、实验室总监胡克，牛津大学博德利安图书馆馆长海德和大英博物馆创始人斯隆等人也纷纷加入这股研究热潮。

胡克和波义耳是十七世纪欧洲科学界由传统自然哲学向近代科学转型过程中的代表性人物，他们在建构各自的学术体系和设计实验项目时，都曾将目光投向中国医学，从传教士的著作中寻找东方知识和技术的资源和信息，以此为参照系，审视欧洲传统的学术体系。初踏欧洲的中国医学，从酿酒技术、饮茶习俗等养生方法，到诊脉、针灸等治疗手段，在这些欧洲科学家的眼中都是一种新技术、新方法和新经验。

当代西方学者认为，《中医钥匙》的译者卜弥格是最早进行中西医学比较研究的，他坚信欧洲医学与中国医学可以融合形成一种新结合体。卜弥格指出脉搏与时间的关系，罗马医生盖伦研究了很久都不懂如何测定脉搏，而中国人却找到了用时间计算的好方法。卜弥格将东西方医学杂糅在同一框架下，试图寻找两者的共通点，他想知道中国人是怎样看待脉的不同质量，它们的不同又表现在什么地方？他们又怎样通过脉与脉之间的联系，并利用这种奇怪的方法预测病情的发展？产生不同脉象的原因是什么？带着此类问题去中医文献中寻找答案，并以问答的方式将脉学理论和诊脉方法译介给欧洲。当时欧洲科学界受其影响，认为中国医生"具有高度的脉搏测量技术，非精通其术者无法想象"。不过也有人认为，诊脉术是欧洲已经失传的古老技术，而被远在中国的医生保留了下来。

十九世纪欧洲科学界完成启蒙运动，进入实验科学时代，对中国医学的态度发生了根本性转变，普遍认为中国的科学技艺虽然起步早，但一直处在初级阶段，停滞不前。以雷慕沙为代表的欧洲汉学家却坚持不同的观点。1813 年 3 月，雷慕沙于巴黎医学院攻读博士期间，在法国《观察者》上发表评论文章《评"中国医学历史研究"》。该文指出，中国科学发展停滞不前，一直处于落后阶段，这样的说法到底有何根据？我们是否足够了解中国科学著作，从而断定其价值微乎其微？此类书籍几乎完全没有翻译，所有抨击中国人无知的人几乎都没有评判的资格。他还将矛头指向卜弥格，认为卜弥格不懂中医学，他的翻译无法保留中医理论的精髓。半年后他以《舌诊研究——以中医理论为中心》为题获得医学博士学位。雷慕沙被认为是法国乃至全欧洲第一位主持汉学研究讲席的学者，他对自然科学史和医学独立的研究，引导汉学研究向专业方向转型，开创了欧洲汉学研究的新时代，从而结束了传教士统治的汉学传播与研究的局面。这位从未来过中国的科学家，一生坚持不懈自学中文，并主张要了解中医必须先掌握中文。他相信"中国并不是对自然科学知识无知的国家，在他们的书中有很多自然科学方面的知识，而这些知识值得引起我们欧洲人的注意"。此外，在中医西传和中医药研究的行列中，不能忽略的还有十八世纪以后俄罗斯汉学家的贡献。著名汉学家加缅斯基不仅翻译中医和本草书籍，而且积极推进俄罗斯医生对中医的研究，俄罗斯驻华使馆医生贝勒一生从事中医知识与药物西传的研究，这些都为后来学者的研究奠定了雄厚的基础。

当前，中医学以其在疾病预防、治疗、康复等方面的独特优势，仍然受到许多国家的广泛认可。加强中医西传研究，对于弘扬中华优秀传统文化、推动中国文化走出去具有积极的推动作用。与以往中医西传研究所关注的"中医热"在海外应用的不同，对十九世纪前中医学在欧洲的传播和影响的研究，要在全球视野下打通中国史与世界史的壁垒，综合运用传统史学与科学史方法，将中医西传置于欧洲科学与知识转型的背景下考察。同时，应打破传统与近代、东方与西方的对立思维范式，尝试用长时段、跨地区、跨学科、跨文化的综合比较研究方法，对东西医学知识体系的对话与互动的历史等问题作学术探讨。

其中值得着重考察的是，欧洲科学家和汉学家对中医学和中国医学史的研究。要从知识源头着手，发掘欧洲知识界所接受的中医知识，以及他们感兴趣的中医信息，一些学者考察欧洲重要学术机构和图书馆所藏中医书籍的全貌，包括不为学界关注的手抄本和民间刻本。要梳理自十六世纪始英语文献中的中医内容，包括中医译作、博物学著作、科学论文、商业贸易记录和中国介绍等书籍。分析不同时段中医学在西学体系的位置、形象和特征，以及欧洲知识界对中医认知的演变。要探究十九世纪前欧洲科学家视野下的中医，科学家关注中医的技术与方法，从科学史和博物学的角度探讨东西方两大医学知识体系的对话与互动；探究十九世纪欧洲汉学家视野下的中医，分析欧洲专业汉学兴起与中医学研究的关系，汉学家热衷于分析中医历史和文化特征。考察不同时段欧洲知识界研究中医学角度的嬗变，以及由此产生的不同认知，分析科学家群体与汉学家群体的不同态度是如何演变的。通过研究形成西方社会对中医的常识性认知，达成在科学范式下解读中医学的共识。

二、中欧瑞士的中医基本印象

瑞士的苏黎世与昆明是友好城市，中医针灸对外交流一直是两个城市友好合作的象征之一，作为昆明市中医针灸医师，管遵惠学术团队先后带教瑞士留学生近 100 名，与他们结下了深厚友谊。笔者在瑞士行医交流近 3 年，对中医针灸在瑞士生存和逐渐兴盛的发展比较感兴趣，尤其注意到这里的中医针灸在不少方面产生了与国内不同的变化，这对于现代化进程中的国内外中医行业或许有一定借鉴意义。

（一）高品质瑞士医疗保险

瑞士是一个欧洲小国，人口数量与昆明相近，但瑞士属于高福利国家，其中国民福利的一个重要方面就是医疗保障。拥有 100 多年历史的全民强制医疗保险制度，让每一个瑞士人都能享有高品质的医疗，没有看不起病的问题，医疗服务也非常周到，每个人从生下来就有一个永远不变的保险号，除了必须基本医疗保险（基本医疗保险法）外，人人都可以参加附加医疗保险，这样人们可以选择更高质量的医疗服务，也可以参加一些保健治疗项目。保险费用不断增长的背后是倍增的医疗工作负荷，世界经合组织的另一项调查显示，1980—2006 年瑞士医生的数量一直呈上升趋势，由每 1000 人 2.4 名上升至 3.8 名，这在世界上是名列前茅的。然而，医生普遍报怨工作压力大，一些医生朋友告诉我，每天工作 10 小时是常有的事。我的患者也常抱怨，预约的就诊时间经常延后，有时竟长达 1～2 周，医生接诊几分钟后，话没说完就开出了处方。据说这些现象的产生，除病患人数增加，还有两个原因，一是医生分布不均，城市多，乡村少，可见城乡差别并非只是中国才有；二是医生分科太细，缺乏全科医生，这实际上给中医针灸全科医生留下了更多地发挥空间。

瑞士的医疗也存在诸多问题，首先与人口老龄化有关，据世界经合组织 2014 年统计，瑞士人口平均寿命世界排名第一（82.8 岁），这不仅反映了瑞士人的健康状态，同时也显露出瑞士医疗行业面临的问题，据瑞士联邦统计局 2004 年公布的数据，瑞士 64 岁以上的老年人口已占总人口的 15.8%，可想而知在这种人口背景下医疗行业会承受多大的压力，仅仅是医疗保险费用的上升就十分惊人。笔者 10 年前第一次到瑞士时每月交付的医疗保险费用为 110 法郎，今年该项费用将近翻了一番，为 210 法郎。

（二）中医针灸诊所规模化进入瑞士

现代中医进入欧美国家主要是以针灸为引导的，时间是 20 世纪 70 年代末，美国代表团访问中国进行针刺麻醉技术后兴起。为什么说是现代中医呢？因为中药和针灸在数百年前就已传入古代欧洲，只是未形成目前这样的规模罢了。神奇的针麻技术重新点燃了西方人对传统中医的兴趣，又与现今回归自然的健康理念相契合，于是引发了持续至今的中医热。

中医规模化进入瑞士开始于 20 年前，当时一个叫 MediQi 的瑞士公司与国家中医药管理局传统医药国际交流中心合作，于 1996 年在瑞士开设了第一家中医诊所。其后，MediQi 的诊所数量不断增加，一度达到 10 余家，分布于瑞士各大城市，这些诊所的中医师来自我国各地，由国家中医药管理局主持选派。到目前为止，先后在 MediQi 工作过的中医师达到 200 人次以上。由于医师来源正规，资质普遍较高，医疗水平和服务质量都能得到保证，在瑞士有很好的影响，奠定了瑞士中医学发展的基础。

MediQi 公司建立不到 2 年，一家更具影响力的瑞士中医公司问世了，即 ChinaMed，中国名字叫"莲福"。从公司名称和标志就可看出，ChinaMed 是英文医学的词根和"气"的拼合，ChinaMed 则可理解为中医的英文缩写，后者显得更为中国化。莲福之名则另具深意，该公司的解释是莲，寓意美好圣洁，即每个公司成员都应怀有诚爱之心，力求尽善尽美服务患者，莲之全草均可入药，既为保健佳品，又是美丽的花卉；福，希冀中医造福四方大众。

莲福公司表现出的中国文化特色，与其创建人曾在中国工作 10 年之久和他的夫人是瑞籍华人有关系。该公司的创立也得到我国驻瑞使领馆的全力支持，其发展规模甚至超过了 MediQi，一度拥有 21 个连锁中医诊所，分布于瑞士各地。每间诊所面积在 150～300 平方米，配备中医针灸师 2～10 名，这在欧美中医诊所中是颇具规模的。中医针灸师也主要来自中国大陆，在各地中医院和中医科通过各种方式进行优选，以保证来瑞后的医疗水平。

莲福公司开办后的第3年（2000年），为配合临床中药治疗的需要，又建立了"莲中药厂"。该药厂原本是为公司下属诊所服务的，随着业务的扩展，后来也面向其他诊所。药厂的主要产品是中药配方颗粒、中药饮片和中药保健品，并自制有一些用于皮肤病、跌打损伤等的外用中药制剂。2008年，莲中药厂又在荷兰开设了一家子公司，批发和零售中药给欧洲其他国家。尽管将中药引进瑞士还有来自其他社会各界人士的努力，有的甚至更早，但莲福公司从"办医"到"制药"的发展历程非常有代表性地反映了中医进入瑞士的方式和进程。

（三）中医诊所在瑞士遍地开花

从 MediQi 开办之初的一枝独秀，到莲福公司的问世，这种并蒂莲花般的局面持续了差不多10年。尽管也有其他中医诊所，但这两家却是瑞士中医舞台上的主角，并且他们在诊所运作与管理方式上也大体相似。可以说这一阶段的瑞士中医在以一种步调一致、润物无声的方式生存发展。来自中国的中医师每1～2年一换，没有什么喧哗和冲突，但就在这安静的外表之下，变化开始酝酿和发生。

　　古话说，十年树木，百年树人。实际上，十年就能造就出一大批瑞士中医新人。这些新人大多来自 MediQi 和莲福的数十家中医诊所，主要包括两类人，一类是以婚姻或留学就业方式获得瑞士长期居留，甚至拥有瑞士国籍的人员，他们在诊所多担任医师翻译或前台秘书等工作；另一类是从中国来诊所工作的医师，由于工作业绩好广受患者欢迎，工作签证不断得到延长，有的也已得到瑞士永久居留的资格。于是，这两类人中有相当一部分脱离受聘诊所，独撑门面。在开办中医诊所方面，他们各有优势。前者虽非中医针灸专业人士，但有瑞士生活的家庭背景，且熟知德语，在诊所工作期间对中医诊所的运作亦有相当了解，外聘几位中医针灸师就可以顺利开展业务。后者虽语言上仍普遍存在问题，但医疗主业不在话下，诊所内部运作也早已熟知，外部联系与医患沟通聘用相关人员就可解决。于是，近十来年瑞士中医针灸诊所开始由零星散落进入遍地开花时期。

　　中医诊所迅猛发展的动力主要有二，一是中医治疗收费高，当然利润也高。一般医疗收费都是固定为一次 100～150 法郎（根据治疗时间和针刺或艾灸或者推拿等计价）。瑞士中医诊所对讲价的患者不会在医疗费用上讨价还价，但会有折扣或弹性收费。这主要是诊所增多的竞争结果，与平时诊所进行宣传有关。价格优惠能吸引客户，价格不定却是经营不规范的表现。这种现象已引起瑞士中医行业的广泛关注。

二是开办中医诊所的门槛较低。中医在瑞士至今尚未立法，而是与欧洲传统的整脊疗法、顺势疗法等一起归入自然疗法范畴。换句话说，中医不属于主流医学领域。这似乎是被看低了，但也有一个好处，就是规避了一些严格的、短期内又难以更改的医疗法规。中医在海外发展，这是一条迂回制胜之路。就此而言，瑞士中医的准入规则是宽松的。

中医的准入在瑞士由行业协会管理，其中最主要的是一个叫"经验医学注册"的医学协会（Erfahrungs Medizinischen Register，EMR）。该组织是一个纯民间机构，但它能审查并批准执业西医师和自然疗法师（包括中医）的治疗费用，与之有协议关系，各大保险公司才予以报销，否则患者自付。EMR在审查中医人员资质时也有标准，包括专业学业经历学时、考试成绩等，而我国中医院校的相关文书（毕业及学位证书、成绩单、学时证明材料等），至目前为止，只要达到其标准都是管用的。这对来瑞士工作的中医专业人员来说是容易达到的。

如果我们告诉您，瑞士中医诊所与国内大小城镇中医诊所遍布的情形差不多，您也许不会相信，可现实情况就是这样。

只是国内的中医诊所不仅看病，还可卖药，所以大多配备有药房，大一点的甚至有中药加工、汤药代煎等服务。瑞士是医药分家的，中医诊所只提供医疗服务，多数诊所是一个医生、一个前台接待、一个助手（或翻译），个别规模较小的诊所就医生一人操持，打扫卫生都是自己。另外一个很大的差别是，国内中医诊所的主要业务是开药治病，而瑞士则以针灸推拿为主，中药治疗是附带的。

总体来说，较之于传统医药名声在外的法德等欧洲国家，瑞士中医药起步较晚，但发展却更快，目前的普及程度也是最高的。从医疗的社会运作方式来看，中医已进入瑞士社会医疗保障体系，因而有着较大的发展前景。

三、中医针灸在瑞士的概况

中医针灸已走向了世界，尤其进入了欧美发达国家，如瑞士等。众多的湖泊给予瑞士丰富的滋养，著名的阿尔卑斯山横跨瑞士的东西方向。勤劳的瑞士人精心建设，使瑞士成了欧洲的花园，人们都说这个国家风情万种，韵致非凡。得天独厚的良好环境和发达的医疗系统使瑞士成为欧洲人均寿命最长的国家。瑞士的医疗卫生系统被视为全球最佳范本之一，其医疗机构主要有医院和私人诊所。中医针灸诊所是以商业公司的形式开办和运营的，其商业公司运营模式和中医针灸的独特疗效使中医针灸技术得以在瑞士发展。本人从事中医工作 30 年余，由于昆明市与瑞士的苏黎世是友好城市，先后教了瑞士中医针灸留学生 50 余人，对瑞士的风土人情有一定了解，在教学中也与瑞士留学生产生了深厚的友谊。2009—2011 年，我在瑞士莲福针灸治疗中心工作 2 年，与当地患者和瑞士中医针灸工作者进行了深入交流，并对一些学者关于中医针灸在欧洲的认知进行了学习，同时对瑞士当地的中医药针灸市场进行了深入的调查，对在瑞士进行中医针灸工作有切身感受。

（一）瑞士中医从业人员的状况

瑞士是比较开放的国家，中医队伍大约由三部分组成：一是从我国受邀前去的中医针灸临床医生。这部分算是瑞士中医队伍中综合素质最高的，一般都是我国各省市中医院的医生或中医院校的教师。这些中医针灸师的长处是能用中医针灸治疗多种疾病，有比较好的临床经验和疗效。因语言不通，交流障碍，且缺少在理论、临床、教学、实验均有建树的高级中医专家。这些人基本能满足当地对中医医疗的需求，但这部分人当中也有不少鱼目混珠者，如其中有不少人虽然是正规中医院校毕业的，但长期脱离中医针灸临床实践，在国内长期担任行政工作、医辅人员或其他专业教学，如药学系教师、基础课教师等。

二是在中国学过中医的瑞士人或中医针灸的翻译人员。大部分是当地人或拥有瑞士护照或永久居留证的人。外国人学习中医，很多人虽然拿到中医院校的博士、硕士学位，可是真正在中国学习的时间也许只有几个月。但他们是本地人，掌握着丰富的人际关系和社会关系，受当地政府重视，语言、文化背景均比中国人深厚，虽然技术水平远远比不上中国专家，但却是瑞士中医界呼风唤雨的人物。尤其是那些学过中医的西医师，更能把握瑞士中医的命脉。

三是打着中医旗号赚钱的人。这些人几乎没有真才实学，但却最能损害中医形象。他们所从事的工作有规律可循，那就是办学、讲课、授徒，以聚敛钱财为目的。我们在稍大一点的城市都可以看到，各种气功、太极培训班的广告到处都是，有瑞士人办的，也有中国人当教师的，但很多都是模仿录像带、挂图比画几下，第二天就去教学生。有一些在瑞士的中国人，根本没有半点中医功底，却以中医专家自居。有些人连最基本的中医理论都不懂，只是精通德文，就到处开班授课。最具有欺骗性的是那些拿着各种中医学证书的人（外国人根本不懂中国医学界那些繁杂的体系，凡是盖着鲜红大印的证书都能蒙人，哪怕是伪造的证书）。因此，对瑞士中医从业人员的现状，可以用"良莠不齐"来形容。

（二）瑞士中医针灸行业建设情况

由于没有立法，中医针灸师的执业管理由行业协会和保险公司担任。一般有两种方式，一是需要管理公司认可的中医针灸学习经历，经过考试取得执业资格；二是具有中国（或部分其他国家）正规中医大学的文凭，不需考试，在中国公证到瑞士认证即可。对于这两种方式，前者没有太大的问题，只是目前欧洲对中医的认识还很局限，如认为中医师就是针灸师，学满针灸的课时就可以行医等，加上当地或周边国家的中医教育尚不完善，学生的中医知识面不够宽广等。这种问题当然需要时间才能解决。而后者就存在比较复杂的弊端，需要管理者认真对待。

因此，瑞士的管理者不仅要认证文凭，还要认证经历，从中医专业毕业开始，认真审查整个从业经历，必须是从业 5 年以上的医师。中国来的医师，要审验他们是否有医师资格证书和执业资格证书。至于假文凭的问题很好解决，中国已经实行学历登记制度，是不是假文凭，网上就可以查证。当然也可以通过中国使馆，或直接和颁发文凭的学校联系认证。

（三）管氏针灸流派在瑞士的临床践行

瑞士是世界上健康水平较高的国家，人均寿命也很长。当地常见的疾病和该国的地域、气候有关，如过敏性鼻炎（花粉症）、关节炎、偏头痛、抑郁症等。在瑞士用中医针灸治疗这些常见疾病效果非常好，对各种老年病、外伤后遗症（多为车祸、滑雪摔伤）、各种皮肤病、不孕、更年期综合征、中风后遗症及各种心理精神疾病等治疗效果也非常好。如针刺曲池、风池、迎香等穴位治疗过敏性鼻炎，收到很好的效果。另外，采用大椎拔罐进行治疗，几乎能在短时间内缓解喷嚏、流涕、目涩、流泪等症状。可以说，几乎所有针灸推拿疗法及特色的中医临床技术都有用武之地，特别是应用管氏舌针、管氏过梁针、管氏经验穴等方法都能取得很好临床疗效。

瑞士人对中医针灸认可度很高，在瑞士很多村庄都有中医针灸诊所。值得一提的是，在瑞士中医诊脉、察舌的经验必须重新认识，这里人的肤色和体质决定了传统中医的经验不能在欧洲套用。如看舌苔，欧洲人的舌质绝大多数是粉红色的，娇嫩无比，而且欧洲人有清洗舌苔的习惯，看起来就像是教科书上气虚、血虚的舌质，但往往他们的寒湿却很重。在脉象方面，他们的血管弹性很好，人的性格大都非常开朗，因此很少见到弦涩之脉。按照国内的经验，女性脉滑大多是经期、妊娠或排卵期，但如果套用于瑞士女性就会有问题，这里大部分女性的脉象都是滑而流利的。而且许多中国中医针灸医师不能与瑞士患者流畅沟通，而是通过翻译进行交流，使中医问诊存在偏差，中医诊断也会存在问题。因此，瑞士需要熟悉当地民情的高水平中医专家，最好能有自己的中医高等教育机构，以培养自己的中医师。

瑞士和其他发达国家一样，对药物实行严格的监管，中药当然也不例外。开办一家中药店，不仅需要足够的资质（如执业药剂师资格），还要有足够的资金和客户，否则连检测费用都付不起（每批中药进口都要按品种检测其毒性、农药残留、重金属等，无论进货量大小，每种都要付出较高的检测费）。

很多优秀的中医针灸师在瑞士都会感到"英雄无用武之地"，这是因为这里用药受到极大的限制。首先，这里没有丸、汤、膏、丹等丰富多彩的中药剂型。我在瑞士工作 2 年多，所使用过的剂型只有两种：浓缩浸膏粉、滴剂。这里的浓缩浸膏粉是从江阴或中国香港等地方进口来的，也有欧洲其他国家从原药材中浓缩而成的。各种药物按处方剂量混合均匀，每次服用一小勺。这种剂型没有煎煮的过程，自然不能完全发挥出中药神奇的功效。有些药房的浓缩粉，患者服用后普遍感到腹胀，甚至腹泻，原因不明。而所谓的滴剂，就是将处方中药物制成极其浓缩的水剂，浓缩后的用量少到用"滴"来计数。

我应邀为一位肠痉挛、多日不大便的患者医治，开承气汤加减的方子，大黄用到 10 克，被药房浓缩成滴剂，每服 40 滴，大约有 5 毫升，服下后毫无效果。还有中药严重缺乏，动物类的中药大部分都没有，稍有毒性的药也无法使用，如白附子、草乌之类。还有一些需要炮制的药物（多数中药必须炮制，炮制过的和没炮制过的中药，其功效是不一样的），更加难以达到要求。药价奇贵也是影响中医药治疗的因素之一。按有效治疗剂量来算，同样的中药要比国内贵 10～50 倍。可见，尽管瑞士的制药工业在世界上首屈一指，但中药行业却极不规范，给中医发展带来了极大的制约。

近年来，随着中国的对外政策进一步开放，以及世界对中医针灸的认可，中医针灸将为全人类做出更大贡献。

瑞士高等中医药学院（大学）作为世界卫生组织所在地的第一所中瑞合作的中医药高等教育独立法人机构，自主管理，独立运营。在董事会监督下，设置瑞方校长和中方校长制，在"中国‐瑞士中医中心"框架下，以教育、科研和创新为宗旨，秉持中医文化传承特色，以立体展现中医的本来面目，积极参与并支持瑞士中医药教育事业的发展，瑞士高等中医药学院与中国南京中医药大学联办在瑞士和全球开展中医学历教育、培训和再教育，与国际组织和各国院校开展中医科研和标准规范工作，培养有德操、有抱负、有专业水准、有全球视野、面向未来、面向现代化的高级中医国际化人才。

管遵惠教授一行于 2018 年 9 月 6 日到瑞士楚察赫康复医院参观，与艾司利曼院长、TCM 明道中医集团 CEO 李一明教授在巴塞尔楚察赫康复医院进行了考察及学术交流。将瑞士楚察赫康复医院定为管氏特殊针法学术流派二级工作站，并建立管遵惠老中医传承工作室。

2018 年 9 月 7 日至 8 日在瑞士 TCM 明道中医集团楚察赫中医门诊进行"管氏特殊针法"系列讲课并进行临床示范教学。学员来自全瑞士中医机构，管遵惠教授的讲课受到瑞士中医学界的一致好评。

（四）在瑞士工作期间的典型病例

例 1　患者，女，40 岁，瑞士人，2009 年 6 月 17 日上午 10 时初诊。

主诉：反复胃脘部冷痛，大便溏薄 10 年，加重 2 年。

现病史：患者喜冷饮，常食蔬菜沙拉等。近 10 年工作压力增加，常感腹部冷痛，大便溏薄，服西药治疗，症状改善。近 2 年症状加重，服西药症状无改善。现自觉胸闷气逆，胃脘及腹部冷痛，腰膝酸软，遇情绪波动则感心痛，胸胃疼痛，胁下支满，嗳气。纳呆，睡眠欠佳，小便正常，大便溏薄，每日 4～6 次。

检查：面色灰暗，胃脘部皮温较低，两足逆冷，脉沉迟，舌淡苔白，便常规检查正常。

经络辨证：《灵枢·经脉》曰："脾足太阴之脉……胃脘痛……溏瘕泄。""肝足厥阴之脉……胸满，呕逆，飧泄。"患者胸闷气逆，胃脘及腹部冷痛，胁下支满，大便溏薄，脉沉迟，舌淡苔白。病位在足厥阴经、足太阴经、足阳明经、阴维脉。

中医诊断：胃脘痛（肝胃不和、脾胃虚寒）。

证属：肝脾失和，气机逆乱，脾胃虚寒，阴气内结。

治则：疏肝健脾，调和阴阳。

治疗：按管氏灵龟八法开取通阴维脉之内关，同取公孙，配取足三里、太冲、天枢、中脘、神阙加灸。开穴公孙，配取内关、期门、阴都、复溜、关元。

复诊：2009 年 6 月 20 日，患者诉胃脘冷痛较前改善，仍有便溏、嗳气、腹胀、腰部冷痛。脉沉迟，舌淡苔白。

针灸 2 次后，胃脘及腹部冷痛减轻，大便减为每日 3 次。

经上方治疗 30 次后，胃脘及腹部疼痛消失，食欲增进，大便每日 1～2 次。嘱不可食生冷食物。

按语：阴维脉维系诸阴经，主一身之里。《奇经八脉考》曰："盖阴维之脉，虽交三阴而行，实与任脉同归，故心痛多属少阴、厥阴、任脉之气上冲而然。"本例阴维失调，首开内关穴，按八法"父母"关系，同取公孙穴，并交替配取足三里（足阳明）、阴都、复溜（足少阴）、太冲、期门（足厥阴）、中脘、关元（任脉）等穴，阴维脉气调和，阴阳经气转相灌溉，气机和顺，病自渐愈。瑞士居民多有食用生冷食品、喝冷水等习惯，日久易于损伤脾胃，致脾胃虚寒，肝胃不和，且饮食生冷或遇冷后容易导致胃部不适，腹泻，久而久之导致脾肾阴虚等证候。工作中我们需进一步传播中华文化，告诉患者尽量少吃生冷食品，注意胃部保暖。

例 2 患者，女，46 岁，瑞士人。2000 年 3 月 18 日初诊。

主诉：反复流涕，鼻痒 10 年，加重 2 周。

现病史：患者 10 年来每逢春天反复流涕，鼻塞，鼻痒，严重时头痛，咽痛，内服西药治疗症状改善，但每年春天反复发作，诊断为花粉症。2 周前流涕，鼻痒，咽痛，内服西药治疗后症状加重，头痛，咽痛，失眠，神疲乏力，二便正常。

舌质红，苔少，脉弦。

诊断：花粉症（鼻敏感）。

证属：中气不足，鼻窍失养。

治则：补益中气。

治疗：取穴以管氏经验穴上迎香（又名鼻通）、迎香、上星、太阳、手三里、外关、足三里、太溪，配合管氏舌针脾、胃、心、肝穴位。用平补平泻法，每次 6～10 个穴位。针刺上迎香后鼻阻立刻减轻，通气。治疗 1 次后，患者流涕，鼻痒，头痛明显减轻。隔日治疗 2 次后，患者症状消失。第二年春天来临，有流涕、鼻痒症状，治疗 2 次后症状消失，到了夏天症状未再出现。

按语：花粉症（鼻敏感）是瑞士比较常见的疾病之一。春天来临，我们治疗中心有 1/3 的患者为花粉症，针灸是比较有效的方法之一。工作之余，我们教患者太极拳、五禽戏锻炼，以提高免疫能力。

例 3　患者，女，53 岁，瑞士人，2000 年 7 月初诊。

主诉：面部黑色素沉着 2 个月余。

既往史：患者否认心脏病、高血压等慢性病史。13 岁来月经，月经持续 5 天，周期 27～28 天，50 岁绝经。

现病史：患者因参加水上运动比赛致皮肤过敏后面部黑色素沉着，涂擦"重组生长因子"等药物效果欠佳，面部黑色素沉着，皮肤粗糙，晒太阳后皮肤瘙痒，失眠多梦。2000年5月13日在本地皮肤科治疗2个月，期间检查未见明显异常，具体治疗不详，症状无改善。现症见面部黑色素沉着，皮肤粗糙，皮肤无光泽。偶感烘热，口干，时烦躁不眠，腰膝酸软，二便调，纳可。

检查：颜面部呈斑块状黑瘀，以双颊、额、下颌为主，抚之不碍手，舌红苔薄黄，脉弦。

诊断：面部色素沉着。

证属：肝肾亏虚，气虚血瘀。

治疗：以双颊、额、下颌多针浅刺为主，辨证配合补益肝肾，益气活血取穴，加灸神阙，治疗5次。面色红润，不眠改善。继续治疗10次，面部黑色素沉着稍改善。又治疗20次，面部黑色素沉着明显改善。

按语：《内经》中的多针刺法主要有齐刺、扬刺、傍针刺、赞刺、豹文刺等。"多针连刺法"是《内经》多针刺法的发展，临床上分浮刺法和连刺法。我们运用管遵惠老师进针较浅的特点，对一些疑难杂病进行灵活治疗，取得满意的临床疗效，这也是针灸疗法在中医美容方面的运用。

例4 患者,女,36岁,身高170厘米,体重100～110千克。

现病史:近3年因饮食控制不佳,加之生产2年后运动较少,体重增加到100千克。自行控制饮食后,体重减少2千克,一年来服用减肥药后体重一直在112千克。患者体形肥胖,心中烦恼,时有失眠,饮食增加,精神倦怠,二便正常,运动困难,经闭,时腹痛。曾为了减肥在某医院做了"胃及十二指肠部分切除"手术。术后饮食减少,1年体重减轻10千克,体重保持在100千克左右,时有腹痛,精神倦怠,双膝关节疼痛,运动困难。饮食正常,大便溏,小便正常。

中医诊断:肥胖。

证属:脾胃虚弱,痰湿内停。

治疗:予针刺管氏培元九宫穴治疗,先针中宫(关元,前正中线上,脐下3寸),次针乾宫(气海,前正中线上,脐下1.5寸),再针坤宫(中极,前正中线上,脐下4寸)。然后依次取坎卦(胞门,脐下3寸,左侧旁开2寸)、离卦(子户,脐下3寸,右侧旁开2寸)。巽卦(大巨,脐下2寸,旁开2寸)、兑卦(大巨)。艮卦(子宫,脐下4寸,旁开3寸)、震卦(子宫)。获得针感后行捻转泻法,九宫穴的行针顺序与次数按"洛书九宫数"施泻法行针,即"戴九履一,左三右七,二四为肩,六八为足,而五居中"。配合天枢、大横、中脘、上脘、曲池、支沟、丰隆、足三里，灸神阙，一般配穴在 5～10 个。告知患者控制饮食，增加运动。治疗 1 次后患者体重减少 2 千克。治疗 4 次后，患者体重减至 95 千克，月经正常，精力充沛，运动增加。以后每周治疗 1 次，10 周后体重减至 75 千克。又巩固治疗 3 周，体重保持在 75 千克。3 个月后随访，体重仍保持在 75 千克。

按语：管氏培元九宫穴具有益气活血，调理冲任，补肾壮阳，温补脾肾，调和阴阳的作用。针刺管氏培元九宫穴配合足阳明胃经穴位可调理肠胃功能，促进人体代谢，从而起到提高人体免疫功能和调节子宫内分泌的作用，以加强人体代谢功能，减轻体重。

例 5 患者，女，65 岁，2000 年 3 月 5 日初诊。

主诉：反复头痛 6 年余，加重 2 周。

现病史：患者诉 6 年前因精神受刺激后出现头痛，经多方治疗未愈（具体用药不详），反复发作，多局限于左侧，左颞侧及左枕部呈胀痛样跳痛，持续数日，每月发作 1～3 次。2 周前因感冒、劳累、睡眠不足或心情烦躁头痛加剧，偶伴头晕，恶心欲吐，头痛时面色潮红，口干口苦，脾气暴躁。舌质红绛，苔薄黄，脉弦紧。血压 220/120mmHg。

中医诊断：头痛（肝阳上亢）。

西医诊断：高血压病。

肝为风木之脏，患者因精神刺激致肝阳上亢，肝火上炎，肝风上扰清窍，致头痛发作。加之劳累、脾气暴躁致肝失条达，经气紊乱，脑络阻痹，清阳不升，脑海失营，故而反复头痛，呈胀痛样跳痛，实邪于内，针刺故而泻之。

治疗：主穴采用管氏益脑十六穴，手法用泻法。配穴取风池、行间、太冲，配合电针，频率每分钟 60～80 次，以穴周皮肤轻度抽动，患者可耐受为度，留针 30 分钟。针刺 1 次后，患者头部疼痛明显减轻。检查血压 180/100mmHg。继续针刺 3 次，头痛已明显减轻，检查血压 150/100mmHg。告诉患者尽快到西医医院进行进一步检查治疗，以明确高血压的病因。

管氏益脑十六穴的位置与刺灸法，囟门前三针：前发际上 1 寸，水平旁开 1.5 寸，计三穴，向下平刺 0.5～0.8 寸。枕骨后三针：后发际上 2 寸，脑户穴下 0.5 寸，水平旁开 1.5 寸，计三穴，向下平刺 0.5～0.8 寸。头颞左三针：头左侧，角孙上 2 寸，水平旁开 1.5 寸，计三穴，向下平刺 0.5～0.8 寸。头颞右三针：头右侧，角孙上 2 寸，水平旁开 1.5 寸，计三穴，向下平刺 0.5～0.8 寸。巅顶四神针：百会前后左右各 1.5 寸，计四穴，向百会方向平刺 0.5～0.8 寸。手法用平补平泻法。根据头痛部位一次选择使用 6～10 个穴位。管氏益脑十六穴更多应用治疗小儿脑瘫、小儿发育迟缓、血管神经性头痛、脑血管意外后遗症等。

（五）瑞士针灸师的中医针灸应用体会

在瑞士，中医针灸得到了广泛认可，越来越多的人使用针灸治疗疾病。几十年来，欧洲一直在进行科学研究，针灸治疗疼痛的有效性也得到了证实，促进了越来越多的男性使用这种方法。为什么最初主要是女性选择针灸治疗？我认为，也许通常女性思想更开放，或者忧郁封闭较男性为少。此外，男性通常认为，治疗的成功与否取决于自身对针灸疗法的信念。电视节目中经常播放中医针灸，对中医针灸的推广亦有所帮助。许多中国医生已经在这里工作了一段时间，其中很多人都留了下来，部分还开办了自己的中医针灸诊所。当地还成立了一些中医针灸学校，每一位对中医感兴趣的瑞士人，都可以参加培训，成为中医针灸治疗师。这些培训机构都是私立学校，培训人员通常是兼职的，而且费用很高，尽管如此，人们对这些培训课程还是很感兴趣，这些学校的学生很多，通过学习培训甚至可以获得瑞士联邦文凭。培训内容完全符合国内中医药大学的标准，但在这里更适用于瑞士人，并且可以在早期阶段进行临床实习。此外，与中国学生一样，他们也不需要学习所有的中医古籍和古代著作，而是选择性地学习中医的一些部分，如推拿按摩和中草药，或是营养建议。

　　直到几年前，瑞士还有很多人认为中医仅仅用于治疗中国人的疾病，因为中医就是从中国发起的。这种未知的神秘的治疗方法，对许多人来说有很大的吸引力，有很多瑞士中医学校的毕业生开办了自己的诊所，大量的诊所营运使中医工作进行了一场争夺患者的斗争。即使是经常邀请中国医生到瑞士工作的大型中医针灸中心也不得不缩小规模，而且越来越多的西医诊所也在进行针灸方面的额外训练。他们可以通过强制性的基本健康保险来支付治疗费用，此外，瑞士中医学校的毕业生是不允许自称医生的，而是治疗师。即使是中国中医医生，在大学经过全面的学习，有了临床工作经验，在瑞士也不允许自称医生，仅仅是治疗师。医师，是留给西医毕业生的。在瑞士，很多人都有中医治疗补充保险，但由于基本保险的保费大幅上涨，且处于持续上涨，很多人取消了补充保险。

　　随着时间的推移，每位中医治疗师都会发展出自己的治疗方法。通常情况下，尤其是在最初的咨询中，中医针灸治疗师会花足够的时间提问、倾听、记笔记，然后决定治疗方案。中医针灸治疗房间很舒适，有轻松的音乐，治疗师在治疗室不能接电话。在中医针灸中心，每位中国医生通常有 3 个房间，可同时治疗几位患者。前来诊所就诊，并且有中国医生治疗经验的患者告诉我，他们很苦恼于中国中医针灸治疗医生的翻译。患者在诊断过程中说了很多个人病情，最后翻译用几句话就总结了所有症状，每当这个时候，患者就感觉没有被认真对待。瑞士患者不耐受中医电针的治疗，如果你想给患者使用电针，必须提前与他们沟通，向他们解释这种治疗的感觉和作用，以及使用电针治疗的原因。应用任何治疗方法之前都需要患者的同意，如果考虑不全面，患者有可能在治疗途中自行拔掉针头离开（这种情况已经发生过），以后他们也不会再出现了。

还有另外一种特殊情况，简短的针灸治疗对助产是有效的。当然，治疗师会学习并掌握在怀孕和分娩期间起决定性作用的所有穴位、经络和气血运行。与中国不同的是，在中国孕妇很少接受针灸治疗，而在瑞士孕妇经常使用针灸，如怀孕初期出现恶心和其他症状就可以选用针灸治疗，而且针灸还可以打开任脉和冲脉来营养和维持胎儿的生长。传统上怀孕期间被禁止使用的穴位在这里很多是可以使用的，并且人们普遍认为完整健康的孕妇不会因为针灸治疗而受到威胁。因此，没有禁忌穴位，只有禁忌手法，尤其是避免过强的刺激。在怀孕末期使用针灸疗法有助于顺利分娩，这一事实已在瑞士女性中传播开来，许多人抓住了这一机会，大多数瑞士的中医针灸书都建议从怀孕 36 周开始进行治疗，而以我的经验来看，从第 32 周开始接受治疗疗效是最好的。大多数时候，我都能收到一份美丽的生日通知，上面写着感谢，还附有一段话：经过 2 小时难以忍受的痛苦，我们的宝宝出生了。

　　如果孕妇从第 32 周开始接受治疗，我会每周治疗 1 次。在第一次治疗中，我只选择几个点，大部分是阳陵泉、足三里、百会和神门，有时会加上三阴交。一周后，接受治疗的孕妈妈告诉我，胎儿在接受治疗后动作非常强烈，直到第 36 周我才再次加上三阴交穴，然后我在神门和内关之间切换。从第 37 周开始，我就把所有穴位都考虑进去了，再加上合谷，手法轻柔。从第 38 周开始，刺激程度会稍加重，通常孕妇在这个时候已经受到怀孕的困扰，胎儿持续长大孕妇行动不便，她们希望孩子快点出生。但是早产相对来说是不好的，孩子应该是瓜熟蒂落。如果怀孕时间已经足够了，我们可以通过强烈刺激这些穴位起到很好的作用，特别是阳陵泉、三阴交和合谷，通常胎儿当天就能出生。我的经验是，刺激的越多，分娩就越容易。如果一位女性只接受治疗，就像我建议的那样从第 36 周开始，每周接受 2 次治疗。而助产通常从第 36 周开始治疗，每周 1 次，根据我从很多孕妈妈那里听到的一些治疗经验，认为治疗太少，作用不明显。

中医针灸对分娩的作用在瑞士越来越有名，并广泛流行，大多数年轻女性都能接受针灸疗法，而且疗效显著。

四、管氏针灸在斯洛文尼亚的实践

（一）斯洛文尼亚概况

斯洛文尼亚共和国，简称斯洛文尼亚，位于中欧南部，毗邻阿尔卑斯山，西邻意大利，西南通往亚得里亚海，西部和南部被克罗地亚包围，东部有匈牙利，北接奥地利。斯洛文尼亚拥有国有化的公共卫生医疗体系，为公民和居民提供高质量的医疗服务。斯洛文尼亚人都强制进入公共医疗保险系统，包括永久居民身份的人，以及他们的亲属，也就是说，斯洛文尼亚的人口百分之百都有当地保险覆盖，都可以获得免费医疗。每一个纳税人都会有一张电子健康保险卡，他们每次去医院就诊时只要出示这张卡即可免费就医。全国大约有 36 个医疗中心，可提供一系列服务，包括门诊治疗、全科医生服务等，当地人称为顾问。根据医学杂志《柳叶刀》评选世界各国医疗质量排行榜，斯洛文尼亚击败德国、新西兰、英国等国家，排行在第 18 位。斯洛文尼亚的国民平均寿命为 80.8 岁，世界排名第 26 位。

（二）管氏针灸在斯洛文尼亚的临床践行

在斯洛文尼亚看病，首先必须联系全科医生，大多数患者会就近选择一名家庭医生，可以在地图上搜索。家庭医生初步诊断后，会给出下一步的治疗方案，可能是开药，可能是转入专科诊所或其他医院。这些与大多数欧美国家基本相同。卢布尔雅那大学体育学院运动医学系开展了针灸教育，基本课程包括 250 小时的理论课和 150 小时的实践课，所有学生必须通过这两门考试。

谭保华退休后在欧洲斯洛文尼亚首都卢布尔雅那 Centnr TCM Marcus 诊所工作了 3 年，诊所为每位医师配备了专门的护士和翻译人员，还提供 30～40 平方米的房子，包括厨房、卫生间等，生活设施齐全，每个月税后工资为 1000 欧元，另有奖金约 1000 欧元。中医针灸治疗费在 30～60 欧元，一般针刺治疗为 30 欧元，耳穴治疗 10 欧元，艾灸治疗 20 欧元，拔罐治疗 20 欧元。来诊所治疗的患者多为偏头痛、背痛、面瘫、针刺助产、不孕不育、月经不调、过敏性鼻炎、腰腿痛等。

卢布尔雅那 Centnr TCM Marcus 诊所的患者中约 20% 为不孕不育和月经不调，予针灸腹部管氏培元九宫穴。针刺方法：先针中宫（关元，前正中线上，脐下 3 寸），次针乾宫（气海，前正中线上，脐下 1.5 寸），再针坤宫（中极，前正中线上，脐下 4 寸）。然后依次取：坎卦（胞门，脐下 3 寸，左侧旁开 2 寸）、离卦（子户，脐下 3 寸，右侧旁开 2 寸）；巽卦（大巨，脐下 2 寸，旁开 2 寸）、兑卦（大巨）；艮卦（子宫，脐下 4 寸，旁开 3 寸）、震卦（子宫）。获得针感后，行捻转补法，九宫穴按"洛书九宫数"施行泻法行针，即"戴九履一，左三右七，二四为肩，六八为足，而五居中"。配合手三里、外关、足三里、三阴交、太冲穴治疗，针灸治疗一般每周 1 次，每次 5～9 穴。管氏培元九宫穴治疗范围：月经不调、带下、多囊卵巢综合征、不孕症等妇科疾病；遗尿、遗精、阳痿、腰酸等肾虚病证。管氏培元九宫穴具有益气活血，调理冲任，补肾壮阳，调和阴阳的作用，可提高人体免疫功能，调节子宫内分泌功能，从而加强女性内分泌代谢，促进排卵，同时配合中医五子衍宗汤辨证化裁治疗，对于病程比较长的患者，予中成药暖宫丸、乌鸡白凤丸及一些由阿姆斯特丹进口的中药制剂等兑少量高粱酒，疗程在 3～6 个月，每日 1 次。总有效率达 76%。

头痛患者比较多，约占诊所患者的 30%，多伴有失眠、紧张、工作效率低、情绪不佳等。一般选用太阳、头维、安眠穴（管氏经验穴，在翳风与翳明中点处）、内关、神门、足三里、三阴交。疗效明显，斯洛文尼亚人大多愿意治疗。

例1 反复头痛 3 年，加重连续呃逆 5 天。

现病史：患者有高血压病史 3 年，自行服药治疗，血压稳定。2000 年 5 月下旬情绪激动，饮酒后发病。呃逆连连，纳呆泛酸，逐渐加重，每分钟 12～15 次，昼夜不停，多方治疗无效，体重减轻 2.5 千克。现症见头痛头昏，呃声连连，体重下降，精神倦怠，胸胁疼痛，大便三日未行，纳少。舌质淡，苔白，脉浮。血压升高为 190/120mmHg，因为欧洲国家医疗以预约制为主，患者告诉我们其预约时间是 1 周以后，但现在痛苦万分，所以选择了我们诊所就诊。

西医诊断：膈肌痉挛。

中医诊断：头痛，呃逆。

证属：肝风内动，清窍失养。

一诊：取管氏经验穴攒眉，两针傍刺法，一度手法后患者摇头流泪，呃逆立止。配合针刺足三里、太冲、内庭、支沟，患者头痛头昏减轻。回家后大便已畅，血压为 136/95mmHg。

二诊：呃逆已愈，巩固治疗针刺天枢、足三里、太冲、内庭、支沟，患者头痛头昏治愈。加中药天麻钩藤汤 2 剂治疗，随访呃逆未发作，血压降至 130/90mmHg。

按语：临床应用管氏针刺手法傍针刺，治疗时可适当强刺激，疗效明显。如治疗皮质性呃逆可采用攒眉穴傍针刺治疗，具体刺法是先从眉头攒竹穴进针，针尖达到眉中眶上裂，左手拇指按压针尖，使针身紧贴眼眶，右手持针捻转36次为一度手法；再从阳白穴进一针，使针尖向下到眉中眶上裂，与第一针针尖相遇，左手拇指压按针尖，使针尖紧贴眶上裂，右手持针捻转36次为一度手法。一般二针各行一度手法后出针，能立竿见影，疗效亦显著提高。加之配合运用足三里、太冲、内庭、支沟平肝息风，通大便降血压，以达到很好的治疗效果。

例2　反复流涕，鼻痒6年，加重2周。

现病史：患者6年来，每到春天，反复流涕，鼻痒，严重时头痛，咽痛，内服西药治疗，症状改善。每年春暖花开时节反复发作，诊断为花粉症。2周前流涕鼻痒，咽痛，眼睛干痒。内服西药治疗症状加重，头痛，咽痛，失眠，神疲乏力，二便正常。舌质红，苔少，脉弦。

诊断：花粉症（鼻敏感）。

证属：中气不足，鼻窍失养。

治则：补益中气。

治疗：取迎香、上星、太阳、手三里、外关、足三里、太溪穴。配合管氏舌针脾、胃、心、肝穴位。用平补平泻法，每次6～10个穴位。治疗1次后患者流涕，鼻痒，头痛明显减轻。隔日治疗 2 次后，患者症状消失。第二年春天来临，有流涕鼻痒症状，治疗 2 次症状消失，到了夏天症状没有出现。花粉症（鼻敏感）是斯洛文尼亚比较常见的疾病之一。春天来临，中医针灸诊所 1/3 的患者为花粉症，针灸是比较有效的方法之一。

例 3　患者，女，36 岁，身高 170 厘米，体重保持在 60～62 千克。

现病史：近 2 年因饮食控制不佳，加之生养小孩，运动减少，体重增加到 80 千克。自己控制饮食后，体重减少 2 千克。一年来服用减肥药后体重一直在 78 千克。患者体形肥胖，烦恼，时有失眠，饮食正常，精神倦怠，二便正常。月经量少，时腹痛。

治疗：予针刺管氏培元九宫穴治疗，先针中宫（关元，前正中线上，脐下 3 寸）。次针乾宫（气海，前正中线上，脐下 1.5 寸）。再针坤宫（中极，前正中线上，脐下 4 寸）。然后依次取坎卦（胞门，脐下 3 寸，左侧旁开 2 寸）、离卦（子户，脐下 3 寸，右侧旁开 2 寸）。巽卦（大巨，脐下 2 寸，旁开 2 寸）、兑卦（大巨）。艮卦（子宫，脐下 4 寸，旁开 3 寸）、震卦（子宫）。获得针感后，行捻转泻手法，九宫穴的行针顺序与次数，按"洛书九宫数"施泻法行针，即"戴九履一，左三右七，二四为肩，六八为足，而五居中"。配合天枢、大横、中脘、上脘、曲池、支沟、丰隆、足三里。一般配穴在 3～5 个穴位，告知患者控制饮食，增加运动。

治疗 1 次后患者体重减少 2 千克。治疗 4 次后，患者减少体重到 75 千克，月经正常，精力充沛。患者每周巩固治疗 6 次，8 周之后，体重减少体重到 68 千克。随访 3 个月后。体重保持在 65 千克。

本人从事中医针灸临床工作 30 余年，而且在非洲和欧洲都从事过中医针灸临床工作，我对中医针灸治疗疾病的切身体会如下。第一，针灸治疗不分肤色和人种都有疗效，要追求更好的疗效，应该掌握患者的身体差异、病患严重程度及对针灸的敏感程度，敏感度不同，疗效也会有所不同，要做到因人因地采用不同的穴位和针刺手法，准确应用中医整体观和辨证论治思想指导临床取得满意疗效。第二，临证时中医针灸医师必须认真观察每一个患者的不同，反复运用中医针灸技能，认真体会，只有这样才能提高自身的技术水平。治疗中更为重要的还是针灸取穴和手法运用，特别是对不同穴位的精准掌握和控制，才能得心应手，立竿见影。第三，针灸治疗在亚洲和欧洲，更多的是针对中老年人，而在非洲，人群更为广泛，从幼儿、少年、青年、中年到老年人群都有，应该说在医疗条件较为落后的非洲，中医针灸治疗有着更为广泛的人群和更加广阔的市场。第四，中医药的传播应该在政府的积极指导和参与下进行，使更为特殊的传统中医文化和中医技术得到更为广泛的运用和发展。中医人要更加努力为中医事业做出贡献。

第 5 章　管氏针灸在英国的传播

一、英国初印象

英国与中医的渊源可以追溯到几百年前，中医药最早是在 17 世纪由传教士带到英国的，由于英国人一直有使用草药的传统，所以接受中药并不困难。20 世纪 60 年代就有英国人来中国学习针灸，后回到英国开办诊所，当时英国还有十几家私立针灸学校。到了 20 世纪 80 年代，一批真正学过中医的优秀的医生来到英国，在伦敦和曼彻斯特的唐人街开起了中医诊所。

袁曼宇与鲁京萍均毕业于云南中医学院，袁曼宇曾在昆明市妇幼保健院和昆明市中医医院工作，来到英国后，在曼彻斯特开办了中医诊所，她治病以中医针灸和中药方剂为主，也带动了英国第一批中药的进口。

　　当时英国有许多儿童湿疹的病例，西医疗法对皮肤病多治标不治本，而中医治疗皮肤病效果却非常好。当时，她们治好了许多患有湿疹的儿童，连英国著名皮肤病专家 David Atherton 也把自己的患者送到她的诊所看病。David Atherton 还著文指出，在其所在医院未能治愈的患者，有 70% 被罗鼎辉治好了。

　　英国主流媒体，如《卫报》、《观察家》、BBC 等竞相对其进行报道，其中英国电视台 BBC 收视率最高的节目 EQD 在黄金播放时段，用半小时报道了罗鼎辉医生成功治疗湿疹的事迹。英国人把罗鼎辉奉为"中国神医"，把她开的中药称为"神奇的茶"。

　　让中医在英国燃起"燎原之火"的另一个契机是尼克松访华。1972 年尼克松访华期间，随访的一名记者詹姆斯·罗斯顿患上了急性阑尾炎，在北京协和医院做了阑尾切除手术，手术后采取针灸疗法来消除疼痛，非常有效。

　　詹姆斯在华期间还参观了针刺麻醉，回国后即在《纽约时报》发表了有关针灸的大幅报道，在美国引起了轰动，也引起了美国卫生院对中国针灸疗法的注意，在英国掀起了一股"中医热"，针灸、拔罐等传统疗法受到了英国上至王族政要、下至平民百姓的推崇和欢迎。当时伦敦有位叫梅万方的华人，他看到了中医的商机，于是开始销售中医用品。他是英国第一个

发明和使用一次性针灸针的人。梅万方后来又学习了中医，20
世纪 70 年代末期开始经营中医诊所，从一个很小的店面做起，
渐渐规模越来越大，名望也越来越高。到 90 年代，英国很多
名人都来梅家看病，其中最著名的就是戴安娜王妃。当英国媒
体报道此事后，梅家诊所在英国变得尽人皆知。

20 世纪 80 年代末 90 年代初，随着中国改革开放的深入
发展，越来越多的华人来到英国，中医师也越来越多。中医学
起到了很重要的文化交流作用，从文化上慢慢改变了中国人在
英国人心中的形象，让英国人知道中国人不是只能做餐馆，也
让英国人对中国文化有了更深入的了解。

一些中国中医针灸医师认为，那个时期是中医在英国发
展的萌芽阶段。英国人简单、善良、友好，对中医的态度也是
这样，只要能治好病他们就会尊重。英国政府也很开明，对中
医没有限制。因此，中医学的发展有了很宽松的环境。

当时欧洲很多国家不允许进口中成药，但是英国却很宽
容，什么药都可以进。中国中医医师学中药方剂出身，看病时
会根据英国人的具体情况开一些符合患者病情的药方，像湿
疹、牛皮癣、花粉过敏、慢性疲劳等，药在中国药厂做好后一
批批运过来。当时，开中医诊所的英国中医师和华人中医师都
在用。

英国是一个岛国,国土分布在北纬 50°～60°,"3 月风,4 月雨,带来 5 月的花,冬季漫长到 6 月才有春天的气氛","英伦的冬季,终于 7 月,始于 8 月"。由此可见,英国气候寒冷潮湿,且光照比较少,所以较易生病,以皮肤病、风湿、抑郁、疼痛多见。管氏特殊针法强调整体观,重视辨证论治,在此可发挥优势。

二、管氏针灸学术流派在英国践行录

案例　患者,女,36 岁,护士。2016 年 2 月 17 日初诊。

主诉:反复右侧颈肩疼痛 5 年,加重伴四肢麻痛 2 周。

既往史:有腰痛病史。右乳腺癌,于 2007 年切除右侧乳房。2013 年行左侧卵巢癌全切术。每年体检各项指标正常。

现病史:患者因长期伏案工作,症状反复发作,内服镇痛药症状改善。2 周前因工作劳累,伴四肢麻木胀痛,服镇痛药症状无改善。时有腰骶部痛放射至双下肢,精神紧张抑郁,眠差,脘胀矢气频,潮热盗汗,心烦易倦,时欲哭,形体肥胖,纳少,二便调。

检查:面色少华,形体肥胖,颈椎无压痛,右肩关节肌肉群局部压痛,肩关节活动受限,腰椎无压痛,双侧腰肌压痛,双侧坐骨神经痛牵拉试验(-)。舌质红,有齿痕,苔白,脉弦细。

辨证：肝脾失调，肝肾阴虚，冲任不固，经络痹阻。

治疗：取管氏舌针心、肝、肾、脾，加百会、印堂、气海、关元、足三里、三阴交、太冲、曲池、外关、华佗夹脊、肾俞、大肠俞、秩边、环跳、委中、太溪。根据体位交替取穴，每次10～15个，配合灸神阙、至阳，针后加拔罐，每周1次，6次为1个疗程。行针时，应用管氏凤凰展翅手法。内服中药六味地黄丸加丹栀逍遥散，6周为1个疗程。

治疗1次后患者疼痛明显减轻，4个疗程后患者颈肩疼痛伴四肢麻木胀痛症状明显改善，情绪改善，体重减轻2千克。

按语： 治疗时首先用管氏舌针调理脾胃肠，辨证配穴以补益肝肾，为治疗之本。再应用管氏高级补泻手法中的管氏凤凰展翅手法加强通络止痛功效。我们把管氏针刺手法贯穿于治疗的整个过程，结合中医整体观辨证论治，灵活应用中医理、法、方、药。以上为本病收效的核心。

附：管氏针法治疗英国患者腕管综合征43例临床体会

腕管综合征（carpal tunnel syndrome，CTS），是腕管内正

中神经受到挤压所引起的，以手指异常感觉为特征的一种综合征。本病多见于重复手部活动者，好发于中老年人，女性多于男性，是临床常见病之一。临床上常误诊为风湿性关节炎、肢体动脉痉挛症、颈椎病等，致使本病迁延不愈。管氏针灸治疗本病，效果显著，现总结如下。

（一）临床资料

1. 病例选择

本研究病例收集自 2010—2020 年门诊患者，43 例全部为本诊所患者。其中男性 15 例，女性 28 例；年龄最小 18 岁，最大 68 岁，平均年龄 42 岁，均为单侧手腕发病，其中左侧 20 例，右侧 23 例，病程最短 2 周，最长 5 年 4 个月。

2. 诊断依据

①腕部有外伤史或劳损史；②腕管掌侧稍偏尺侧有压痛，或有条索状硬块，起病缓慢隐匿，拇、食、中指及无名指肿痛麻木；③夜间加重，腕关节僵硬；④病程长者，两手对比侧面观可见患侧大鱼际萎缩，拇指无力；⑤ Tinel 征（叩击试验阳性），Phalen 征（屈腕试验阳性）；⑥腕关节背屈可使局部疼痛和手掌麻木加剧。

3. 治疗方法

针具：选用一次性针灸针；规格为 0.25mm×40mm 和 0.25mm×25mm。

4. 操作方法

患者取仰卧位，手掌朝上，腕关节置于枕垫上，沿腕横纹中点（大陵穴）向掌心方向在大小鱼际之间区域触摸寻找条索、结节或压痛点，找到治疗点后，局部常规消毒，直刺提插致患者针感明显，留针 20 分钟，同时配刺劳宫、合谷、曲池、手三里，加灸阳溪。手法运用管氏下针十法中的弹法，以加强针感。

5. 疗程

每周 2 次，6 次为 1 个疗程，2 个疗程后进行疗效分析。

（二）结果

1. 疗效标准

治愈：临床症状及体征全部消失，各种功能恢复正常。显效：临床症状体征消失，各种功能恢复接近正常，运动后容易复发。无效：治疗前后临床症状和体征无改善。

2. 治疗结果

本组 43 例患者，采用本法治疗 2 个疗程后进行统计，治愈 32 例，显效 8 例，无效 3 例，总有效率为 93%。

（三）讨论

腕管综合征常由慢性劳损等各种原因，导致腕管容积变小、内容物增加及内分泌失调，使腕横韧带组织增厚肿胀，正中神经受挤压，出现桡侧三指麻木、刺痛或灼热痛，严重时出现以大鱼际肌肉萎缩，拇指对掌功能障碍为主的一系列临床表现。于急性期进行针灸推拿按摩，通过保守治疗、合理康复可以消除症状；多数因治疗不及时，或运动、工作过度损伤等因素，容易转为慢性。外科手术常用的是腕管切口松解减压术，开放性切口对腕关节组织创伤较大，会给患者造成很大的心理创伤和术后组织形成瘢痕粘连挛缩后遗症。

中医学对本病认识很早，腕关节综合征属于中医学痹证范畴。《素问·痹论》所言"痹，或痛，或不痛，或不仁"，其描述与本病发作时症状基本一致。清代沈金鳌《杂病源流犀烛》书中对痹证认识更加详尽，"不能随时祛散，故久而为痹，或遍身或四肢弯急而痛者，病久深也"，与现代软组织损伤症状更加接近，同时强调发病病机。英国人多发与英国气候寒冷，潮湿且光照较少有关，应用管氏多针刺法有效，松解粘连压迫的肌腱和肌肉组织，改变无菌性炎症内环境，迅速消除正中神经压迫症状，同时应用管氏下针十法中的弹法加强针感，以活血化瘀，疏通经络，从而改善腕关节痹证不通的症状。符合现代医学研究，可以促进局部代谢，加速炎症吸收，使受压血管、神经迅速复原，疼痛消失。

第 6 章　管氏针灸在非洲的传播

　　谭保华，中医针灸主任医师，管氏针灸学术流派第五代主要传承人。2007 年 6 月被遴选为云南省政府外办昆明市中医医院非洲援外医疗队成员之一，在经过 2 个月的外语培训后，肩负着祖国和云南人民的重托，第一次迈出国门远赴非洲乌干达共和国（简称乌干达），在该国第二大城市的金贾医院执行为期 2 年的中医针灸医疗援外任务。乌干达属于世界上最不发达的国家之一，居民日均生活费不足 1 美元的绝对贫困人口占总人口的 38%，财政收入的 40% 以上来自国外援助。

　　乌干达地处非洲东部的东非高原，是一个横跨赤道的内陆国家。该国自然条件较好，土地肥沃，雨量充沛，气候适宜，农牧业在经济中占主导地位，英国前首相丘吉尔称其为"非洲明珠"。乌干达国土面积为 241 550 平方公里，人口 4430 万，河流、湖泊众多，水域面积占国土面积近 20%，享有"高原水乡"

的美誉。

金贾医院的工作环境和设备条件大致相当于我省的县级医院，由于检查和化验设备陈旧，连 B 超和 X 线检查都难以正常进行。该院专门设立了艾滋病门诊及病房，前来就诊的患者中 HIV 病毒携带者高达 42%，是世界上艾滋病高发地之一。痢疾、霍乱等传染病，在此处司空见惯。医疗队员们面临着高风险职业暴露的危险和其他各种困难，仍迎难而上，努力工作，与该院医护人员和谐相处，密切配合，尽快熟悉了工作环境，并尽最大努力开展医疗救治工作。

乌干达医疗资源严重不足，再加上受湿热气候等因素的影响，腰腿痛、风湿病患者居多，占就诊患者的 40%～50%。这些疾病药物治疗不良反应较大，且效果不明显，许多患者长期忍受着疼痛的折磨，有的甚至丧失了行走能力。还有颈椎病、面瘫、中风、小儿脑炎后遗症、脑瘫、偏头痛等，在当地就诊患者中也比较常见。中医针灸以疗效好，见效快，无副作用等优点，深受当地患者的喜爱和欢迎。绝大多数患者经针灸治疗后，临床症状都有明显改善。治愈患者一传十、十传百，将这根神针的疗效传遍当地，许多患者都是慕名而来的。由于疗效好，针灸门诊量激增，第一年接诊患者6000 人次以上，两年援外诊治了超 1.3 万人，月均治疗量超过 500 人。作为援外医疗队的针灸医生，看到那么多患者选择针灸治疗，谭保华感到由衷的高兴，真可谓是"小小银针传友谊，针灸治疗遍非洲"。

　　例 1　患者腰腿痛，不能行走，由家人背着来就诊，针灸治疗 4 次后痊愈，可行走自如。

　　主诉：反复腰痛 3 年，加重伴活动不利 5 天。

　　现病史：患者长时间工作后多次感腰痛，曾服镇痛药后症状改善，后反复发作。5 天前因用力不当导致不能行走，伴腰部疼痛，活动受限，呈刺痛，服镇痛药症状无明显改善，伴双下肢无力，精神疲惫。纳眠可，二便调，舌质暗，苔黄，脉涩。

　　检查：腰椎无压痛，双侧腰肌压痛，腰部活动受限，双腿直腿抬高试验（－）。

　　西医诊断：腰椎退行性骨关节病。

　　中医诊断：腰痛。

　　证属：气滞血瘀。

　　治则：行气活血，疏经通络。

　　治疗：管氏脊椎九宫穴，临床将腰椎病变最显著的椎节棘突间定为中宫，沿督脉在中宫的上下棘突间定乾宫、坤宫，中宫左右旁开 0.5～0.8 寸依次取坎、离二宫，乾宫的左右旁开 0.5～0.8 寸定巽、兑二宫，坤宫的左右旁开 0.5～0.8 寸为艮宫和震宫。先针中宫，次针坎、离二宫。配穴取大肠俞、气海俞、环跳、秩边、委中、阳陵泉、悬钟。手法用九宫术数泻法，治疗 4 次后症状明显改善，继巩固治疗 2 次，3 个月后随访未复发。

按语：脊椎九宫穴与督脉穴和华佗夹脊穴虽位置相近，但进针角度、针刺手法及治疗效应则迥然不同。根据管遵惠老师传授，依据 CT 扫描及临床检查，将病变最显著的腰椎棘突间定为中宫，沿督脉依次取巽、兑、坎、离、艮、震六宫穴顺序进针，按"洛书九宫数"施行"戴九履一，左三右七，二四为肩，六八为足"，有止痛和促进腰椎生理功能恢复的作用。一度行针后，肌肉和关节韧带的紧张大为缓解，挛缩解除。

例2 患者中风，右侧偏瘫，家属抬进针灸科，经针刺治疗 1 个月后可扶拐杖自己行走。

主诉：右侧肢体活动障碍，语言不利 2 个月。

现病史：高血压病史 8 年，2 个月前因情绪激动，饮酒后诱发右侧肢体活动不遂。CT 示右颞顶叶脑出血。经医院行开颅血肿清除术后，右侧肢体活动障碍，语言不利。四肢酸麻无力，心慌胸闷。CT 示右颞顶叶脑软化灶，双基底节区、顶叶白质区多发性腔隙性改变。胸部 X 线及心电图示主动脉硬化并左心室扩大，冠状动脉供血不足，心肌缺血。

诊断：中风，高血压病 3 级极高危组。

治疗：主穴取管氏舌针心穴（舌面尖部，顶尖后 5 分，单穴）、肝穴（舌面后 1/3 处，边缘向内 5 分处，2 穴）、脾穴（舌面中央旁开 4 分处，2 穴）、肾穴（舌面中央后 3 分，外开 4 分，2 穴）、聚泉（舌面中央处）、金津、玉液、中矩（舌上举舌根底与齿龈交界处）。根据辨证与循经进行配穴针刺治疗，取曲池、外关、列缺、通里、足三里、三阴交、照海。每周 1 次，5 次为 1 个疗程，患者可以扶拐杖行走，语言明显改善。

按语：管氏舌针疗法同耳针、头针一样，已成为针灸学的一个分支。舌上分布有丰富的血管、淋巴管和神经，与脏腑密切联系，故舌作为一个全息体亦是整个机体的局部缩影。辨证应用管氏舌针疗法，疗效显著。

例 3　面瘫患者，经治疗后痊愈。

主诉：面瘫 5 天。

现病史：患者长时间熬夜后，某天乘公交车时未关紧窗户而当风受凉，第二天晨起洗脸时发现口角向左侧歪斜，漱口漏水，饮食含颊，不能鼓腮吹气，左侧眼睑闭合无力，不能皱眉蹙额，左侧面部表情肌活动无力，遂来针灸科就诊。

检查：面部见 Bell 面瘫征（+），左侧乳突压痛（+），舌前 2/3 味觉减退，四肢功能活动无异常，舌质淡，苔薄白，脉弦紧。头颅 CT 检查无脑梗死及脑出血。

西医诊断：急性面神经炎。

中医诊断：面瘫。

证属：风寒袭络。

治疗：采用针刺加管氏舌针治疗，取攒竹、阳白、地仓、颊车、下关、翳风、迎香、太阳、合谷、足三里，管氏舌针取肝、脾、肾、心，每次 10～15 穴。10 次治疗后患者痊愈。半年后随访面部表情自如，无后遗症。

例 4　在乌干达居住的一对美国老夫妇慕名而来，找我治疗网球肘（肱骨外上髁炎），几次针灸治疗后取得了良好疗效，他们还送来了自己亲手制作的蛋糕和果汁表示感谢。

主诉：右侧肘关节痛 7 个月。

现病史：患者长时间参加网球运动后，自觉右肘关节酸痛，2 个月后右肘关节疼痛加重，肘关节轻度发热，外用镇痛药后肘关节疼痛稍减轻。网球运动后疼痛加重，反复发作 5 个月。时有右腕关节酸痛，右臂乏力。

诊断：肱骨外上髁炎（网球肘）。

治疗：用管氏三针齐刺法，在肱骨外上髁处三针齐刺，配合针刺曲池、外关。针后患者自觉疼痛明显减轻；继续巩固治疗 3 次，配合艾条温和灸 10 分钟，疼痛完全消失。随访 3 个月未复发。

按语：我们应用管氏乾坤针法的三针齐刺法，在肱骨外上髁上下左右平刺，针刺直达病所，并配合灸法，取得很好的临床疗效。

例 5　2009 年 3 月接中国驻乌使馆电话，乌干达国王患腰腿痛（$L_{4\sim5}$ 椎间盘突出症），起身行走困难，西医治疗不见效，要求医疗队针灸医生出诊。我接受任务，为国王精心治疗 3 次后，疼痛消失，行走自如，国王跷起大拇指高兴地称赞"神针""Very Good！"，并希望中国针灸在乌干达得到更好和更广泛的推广。

主诉：反复腰痛 3 年，右下肢放射性疼痛加重 2 个月。

现病史：患者 3 年前因工作劳累，时感腰部疼痛，休息后疼痛缓解。近 2 年常感腰酸腿痛，行走劳累，夜间加重，服用镇痛药和康复训练，症状改善。2个月前早晨侧身打喷嚏时，感腰及右下肢剧烈疼痛，不能直腰站立，活动时右下肢放射性疼痛，右小腿肌肉明显萎缩，伴四肢无力，头昏胸闷，服用镇痛药、康复训练等治疗症状有所改善，纳眠可，二便正常。

检查：痛苦病容，歪斜体位，跛行步态。$L_{4\sim5}$棘间棘旁明显压痛，颏胸试验（+），拉塞格征（+），仰卧挺腹试验（++），右下肢直腿抬高试验（++），膝、踝反射稍减退，小腿外侧皮肤感觉略减退，右小腿肌肉轻度萎缩。CT提示$L_{4\sim5}$椎间盘突出，$L_{3\sim5}$椎体小关节骨质增生。舌淡紫，苔薄白，脉弦紧。

经络辨证：腰痛伴右下肢放射痛，$L_{4\sim5}$棘间棘旁明显压痛，小腿外侧皮肤感觉略减退，结合舌脉，为督脉、足太阳、足少阳经脉受损。

西医诊断：腰椎间盘突出症（急性期）。

中医诊断：腰痛，气滞血瘀兼肝肾亏虚。

证属：外力伤筋，肾府受损，气滞血瘀，经脉痹阻。

治则：温阳通督，行气活血。

治疗：先针管氏九宫穴的中宫$L_{4\sim5}$椎间隙，再针乾宫$L_{3\sim4}$椎间隙、坤宫$L_5\sim S_1$椎间隙，然后依次按巽、兑、坎、离、艮、震宫进针，留针3分钟，每隔10分钟按九宫数行针1次，配合艾灸治疗。针刺 1 次后腰及右下肢疼痛明显减轻；治疗 3 次后，可直腰端坐，能弯腰抬腿，腰及右下肢疼痛基本消失，行走自如。5 个月后随访，疗效巩固，可正常上班工作。

　　按语：《灵枢·经脉》言膀胱足太阳之脉："是主筋所生病者……项背腰尻脚皆痛。"故以热针脊椎九宫穴为主，循经配穴施治。临床试验表明，九宫穴能加快腓总神经、胫神经的传导速度，远端潜伏期缩短，H 反射恢复正常，说明九宫穴能改善神经根受压状态，使受损神经得以恢复。九宫穴对微循环的形态、流态及襻周状态均有显著的改善作用，说明九宫穴能改善微循环，调节人体血流状态，对人体体液循环系统有良性调整作用。九宫穴治疗仪治疗腰椎间盘突出症的作用机制，主要是通过对经络系统、神经体液、血液循环、免疫功能等，多系统、多渠道、多途径的调整作用，起到综合治疗效应，获得治疗效果。

　　类似的病例数不胜数，谭保华医师作为全国第二批名老中医药专家管遵惠主任医师的学术经验继承人，跟师的 3 年间学习了《管氏特殊针法集萃》《管氏针灸经验集》等专著，临床运用管氏特殊针法九宫穴治疗腰腿痛、蜂针治疗痹证、子午流注针法治疗中风、灵龟八法治疗偏头痛等，每每都能收到很好疗效。30 多年临床实践中提高了针灸技术经验和针刺手法，治愈了无数患者。谭保华明显感到中医针灸技术在非洲应用人群更为广泛，从幼儿、少年、青年、中年到老年人都可，应该说在医疗条件较为落后的非洲，中医针灸治疗有着更为广泛的人群和更加广阔的市场。

在援非的两年时间里，他们还培养了不少非洲当地中医医护人员。在翻译人员的配合下，讲课介绍中医针灸基层理论知识，针灸常用穴的定位及主治功效，针灸治疗的常见病和多发病等。在中医针灸治疗过程中多示范，手把手教进针技巧，并教授取针及电针的操作方法和注意事项。经过一段时间的训练，当地医生在谭保华主任的指导下，也能亲自动手用针灸为患者治疗常见病，并取得很好的疗效。两年来先后培养了十多名助手，把中国传统医学中的针灸治疗技术和管氏针灸学术经验传递到了非洲，也把救死扶伤的人道主义精神奉献给了非洲的人们（附照片如下）。

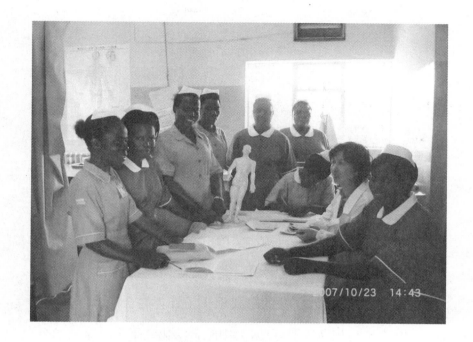

第 7 章　管氏针灸在美洲的实践

　　早在 20 世纪 90 年代初，美国国立卫生研究院就开始对包括针灸和中药在内的替代医学提供研究经费。自 1973 年，内华达州开风气之先，以立法的形式承认了针灸的合法地位，此后美国 40 多个州相继采取行动，为中医合法化铺平了道路。如今，美国退伍军人事务部及军方的各部门已经开始有针对性地使用针灸治疗各类痛证。美国医疗保险公司对针灸疗法的支付率也在不断攀升。2018 年颁布的 H.R.6 法案将针灸列为阿片类镇痛药物的替代疗法，为针灸进入联邦医保提供了更多可能。

　　针灸在美国的成功传播离不开所有在美中医人的努力，几十年以来他们奔走呼号，孜孜不倦，成立美国中医公会、全美中医药学会等学术组织。通过举办义诊、会议、讲座等形式扩大针灸的认知度；通过创设行业标准、规范针灸师行医准则提高针灸的美誉度；通过参政议政，推动针灸全面立法和更高的保险支付率，以提升针灸的认可度。有数据显示，每年大约有3800 万美国人选择针灸等整合疗法，支撑起了一个价值数十亿美元的重要产业。在此背景下，美国拥有执照的针灸师数量已近 4 万人，比 90 年代翻了几倍。笔者认为，针灸在美国发展的强势劲头与以下几个因素有关。

一、管氏针灸在美国的传播

针灸在美国的传播历史较远，美国著名记者赖斯顿发表在《纽约时报》的自身接受针灸治疗的报道掀开了 20 世纪 70 年代美国针灸热的序幕。随后尼克松访华参观了针刺麻醉手术，《时代周刊》《新闻周刊》等媒体纷纷对中医针灸进行了报道，在美掀起了一股针灸热，不仅引起了美国主流医学界的重视和美国人对针灸的关注，还对针灸在美国的研究、立法和推广起到了重要的推动作用。直到现在，针灸依旧是美国媒体关注的热点。针灸疗效毋庸置疑，世界卫生组织早在 20 世纪 80 年代就向世界推荐了针灸的各种适应证。《美国中医杂志》上的一项研究也显示，美国针灸诊所排名前十位的常见针灸适应证为腰痛、抑郁、焦虑、头痛、关节炎、全身疼痛、过敏、女性不孕、失眠和颈痛。针灸在美国的快速发展得益于其在镇痛等方面展示出的潜力。美国国家补充和综合健康中心官网在对针灸的介绍中说，针灸可能有助于减轻腰痛、颈痛和骨关节炎疼痛，也有可能帮助减少紧张性头痛发生频率，并预防偏头痛，且疗效好，不良反应小。

管遵惠教授作为美国纽约传统中医学院客座教授，曾多次到美国进行针灸学术交流，管遵惠教授为美国中医药针灸学会人员讲授管氏针灸学术流派的临床应用和学术特点，并进行临床实践操作示范门诊工作，受到一致好评，提高了美国中医药针灸水平。管薇薇博士成立了管氏特殊针法学术流派传承工作室美国佛罗里达州工作站，在美国进行管氏针灸医学临床实践的应用和传播。

（一）腰椎间盘突出症和腰椎管狭窄

腰椎间盘突出症的病因是椎间盘纤维环破裂，髓核组织从破裂处突出（或脱出）于后方或椎管内，导致相邻脊神经根遭受刺激或压迫，从而产生腰部疼痛，下肢麻木、疼痛等一系列临床症状。腰椎管狭窄包括椎管内（中央）狭窄、侧隐窝狭窄或神经孔狭窄，压迫硬膜囊、脊髓或神经根，从而导致疼痛、麻木、肢体无力、跛行等一系列神经临床症状，多见于 60 岁以上的患者。

美国正规医院对以上两种病因引发的腰痛，使用的常规治疗方法有：①镇痛药或肌肉松弛药；②康复物理治疗；③类固醇注射；④外科手术。前两种方法治愈率较低，类固醇注射容易复发，而外科手术风险较高，且有研究表明对比康复物理治疗治愈率无显著提高。笔者采用管氏脊椎九宫穴针刺，对两种腰痛疗效显著。2020 年共治疗腰痛患者 25 人，其中有 21 人属于以上两种病因，治疗结果如下（表 1）。

表 1　2020 年腰痛患者统计表

类　别	总数（人）	治愈无复发（人）	有显著疗效（人）	无效（人）
腰椎间盘突出	12	7	4	1
腰椎管狭窄	9	1	6	2

例 1　患者 Amy S.，女，34 岁，高校员工，腰椎间盘突出症。

主诉：腰部疼痛，右侧大腿和小腿后侧疼痛 2 个月。

现病史：患者于 2020 年 8 月无明显诱因发病并持续 3 周，自行服用镇痛药无效。 在家庭医生推荐后前往北佛罗里达地区骨科及运动创伤中心治疗，MRI 检查结果显示 $L_{4\sim5}$ 椎间盘突出，$L_{3\sim5}$ 椎体小关节骨质增生。骨科医生建议进行康复物理治疗，治疗 2 次后患者症状加重，自诉在做康复练习时有剧烈疼痛，遂停止在该中心治疗，并于 2020 年 10 月到我诊所寻求"温和一点"的康复物理治疗。

检查：痛苦面容，歪斜体位，跛行步态。$L_{4\sim5}$ 棘突和横突明显压痛，拉塞格征（＋），膝反射正常，疼痛值 7/10。脉细弦，舌暗红，有瘀点，苔薄白。

证属：外伤经筋，脉络瘀阻。

治疗：鉴于患者对康复练习的不良反应，笔者建议患者先接受针刺疗法，待局部水肿减轻后再结合进行康复练习。取穴应用管氏脊椎九宫穴，每周 2 次。$L_{4\sim5}$ 棘突定为中宫穴，沿督脉在中宫上下棘突间各定一穴，分别为乾宫、坤宫，然后夹乾宫、中宫、坤宫旁开 1.0～1.5 寸，依次取巽、兑、坎、离、艮、震六宫穴。

第 1 次治疗后患者症状缓解，3 次后明显改善，小腿、大腿的症状逐渐消失。第 4 次针刺治疗后，患者在医生辅助下尝试麦肯基腰椎伸展练习，无疼痛加剧现象，嘱患者每天在家自行练习 15 分钟。第 5 次针刺治疗后患者症状完全消失，第 6 次巩固治疗后疗程结束。2 个月后随访，疗效巩固，无复发。

例2　患者 Robert M.，男，72 岁，退休人员，腰椎管狭窄。

主诉：腰部疼痛，左侧臀部和大腿后侧疼痛 6 年，近期疼痛加剧，放射至腹股沟处。

现病史:患者于 2020 年 7 月到我诊所初诊,自诉求医 6 年,接受过各种治疗均无效果,包括服用镇痛药及肌肉松弛药、激素注射、康复理疗、整脊疗法等。由于疼痛剧烈,患者无法独立行走或驾车,咳嗽及用力时疼痛发散至大腿及腹股沟处,夜间疼痛增加,无法入睡。MRI 检查结果显示 $L_{3\sim5}$、$S_{1\sim2}$ 骨质增生,椎管狭窄。

检查:痛苦面容,歪斜体位,无法直立,躯干前倾 45°,行走极度困难,需用手扶抬臀部。$L_5\sim S_1$ 棘突和横突明显压痛,拉塞格征(一),疼痛值 10/10,膝反射正常。脉沉紧,舌淡紫,苔薄黄。

证属:外力伤筋,气血瘀滞,经络痹阻。

治疗:应用管氏脊椎九宫穴,每周 2 次。$L_5\sim S_1$ 棘突定为中宫穴,沿督脉在中宫上下棘突间各定一穴,分别为乾宫、坤宫,然后夹乾宫、中宫、坤宫旁开 1.0～1.5 寸,依次取巽、兑、坎、离、艮、震六宫穴。

3 次治疗后患者症状缓解,疼痛值 7/10,可独立行走 100 米。16 次治疗后症状明显改善,大腿和臀部的症状逐渐消失,疼痛值 4/10,可驾车 2 小时。29 次治疗后患者自诉 90% 症状有所改善,腰部仍时有痛感,但疼痛值已降低到 1/10,可完全独立生活。此时患者在医生指导下加入腰背肌锻炼,加强核心肌群和下肢肌力，增强腹肌与臀肌，减少腰椎前突。为巩固疗效，患者至今每周接受 1 次针灸治疗，并持续进行自主康复训练。

按语：管氏脊椎九宫穴是在管氏经验穴的基础上，根据《易经》理论发展而成的经验集合穴组，对腰椎间盘突出或腰椎管狭窄引发的局部水肿压迫神经而产生的症状作用明显，对不耐受康复物理治疗的患者有效性较高。因此，针灸，尤其是管氏脊椎九宫穴，对控制局部水肿的有效率高，无不良反应，可作为治疗腰椎间盘突出和腰椎管狭窄的首选疗法。

（二）针灸辨证治疗 COVID-19 后遗症

COVID-19 为新发急性呼吸道传染病，为全球性重大公共卫生事件。截至 2021 年 11 月底，美国共有近五千万例 COVID-19 检测阳性，死亡人数达 77 万余人。更有众多患者虽然核酸检测已转阴，但依然饱受 COVID-19 后遗症的折磨。《自然》期刊 2021 年 8 月刊登了一篇名为《超过 50 种新冠长期影响：一项系统性回顾》的研究。这项美国和墨西哥团队的研究显示，80% 的感染患者出现了一个或多个长期症状，一共出现了 55 种可能的后遗症。其中最常见的症状是疲劳（58%）、头痛（44%）、注意力障碍（27%）、脱发（25%）、呼吸困难（24%）、嗅觉失灵（21%）、咳嗽（19%）等。肺部 CT 异常也很常见，

35% 的患者在首次肺部 CT 扫描 60～100 天后结果仍有异常。此外，还有约 10% 的出院患者出现了胸痛、恶心、记忆丧失、耳鸣等症状。

管薇薇所在的美国佛罗里达州，已有 368 万例核酸检测阳性，6 万多人死亡。管薇薇执业的管氏针灸康复诊所亦有数位 COVID-19 确诊患者转阴后，因一些后遗症困扰而寻求针灸治疗的。现我们择其具有代表性的针灸治疗 COVID-19 后遗症的 3 个案例，供同道参考。

例 1　患者 Lisa H.，女，32 岁，2020 年 10 月 2 日初诊。

患者发病前未接受疫苗注射，于 2020 年 5 月 6 日因发热咳嗽咽喉肿痛经当地医疗机构确诊为 COVID-19，据医嘱回家休息自愈，7 月 10 日核酸检测已转阴。2020 年 10 月 2 日到管氏针灸康复诊所就诊。自诉气短，乏力，疲倦，口干，干咳少痰，头晕，耳鸣，记忆力减退 2 个月余，肌肉、颈部和膝关节疼痛 1 个月。舌淡少津，苔薄黄，脉沉细。

辨证：肝肾亏损，气阴两虚；气滞血瘀，脉络痹阻。

西医诊断：COVID-19 后遗症。

中医诊断：虚劳，痹证。

治疗：主穴取补肾九宫穴、培元九宫穴；配穴取四神聪、百会、太阳、风池、曲池、合谷、足三里、悬钟、太溪、太冲、膝痛六灵穴、颈椎九宫穴、大椎、大杼、委中、三阴交。主穴交替取穴，配穴 6～9 穴，隔日 1 次，6 次为 1 个疗程，休息 3 天，继续第 2 个疗程。主穴按"洛书九宫数"行针，行凤凰理羽手法，补法；配穴用补法或平补平泻，行凤凰展翅手法，因穴而异。针刺治疗 6 次后，诸症俱减。继续治疗 12 次后患者自诉症状消失，停止治疗。随访 2 个月，病情未反复。

按语：补肾九宫穴、培元九宫穴均属于管氏经验穴。补肾九宫穴由命门、肾俞、腰阳关、腰眼、肾原（19 椎下）、次髎组成，主治头晕、耳鸣、耳聋、腰酸腿痛等肝肾亏虚病证。培元九宫穴由气海、关元、中极、大巨、胞门、子户、子宫组成。《难经·六十六难》言："脐下肾间动气者，人之生命也，十二经之根本也，故名曰原。五脏六腑之有病者，皆取其原也。"主治气短、乏力、疲倦、记忆力减退，头晕、耳鸣等气阴两虚病证。两组集合穴具有滋阴益精、补肾壮阳、温补命门、培元益气之效。颈椎九宫穴主治颈椎病、颈部肌筋膜炎、颈椎退行性骨关节病等项臂痹证。膝痛六灵穴由阳陵泉、阴陵泉、膝内廉、膝外廉、膝下、髌骨组成，主治膝关节退行性骨关节病、膝肿痛等痹证。辅以百会、四神聪、太阳、风池、大椎，可疏调头部气机，清头目，止眩晕。悬钟为髓会，充养髓海，止晕要穴。取曲池、合谷、足三里、三阴交，培土生金，补血益气；太溪、太冲滋补肝肾，培元固本。施以适当手法，则疾病恢复较快。

例 2　患者 Michael R.，男，63 岁，2021 年 8 月 7 日初诊。

患者发病前已接种 2 针辉瑞疫苗。2021 年 3 月 10 日出现发热，乏力，周身酸痛，咳嗽咯痰，胸紧憋气，纳呆腹胀，便秘 2 天，当地医疗机构确诊为 COVID-19。经门诊单抗注射治疗后，2021 年 5 月 18 日核酸检测已转阴。2021 年 8 月 7 日到管氏针灸康复诊所就诊。患者自诉无味觉和嗅觉，头痛，以前额尤甚，气短，倦怠乏力，痞满，焦虑，便溏不爽。舌淡胖，苔白腻，脉细滑。

辨证：寒湿郁肺，肺脾气虚；肝脾不和，清窍失养。

西医诊断：COVID-19 后遗症。

中医诊断：鼻聋，头风，虚劳。

治疗：主穴取补肾九宫穴、培元九宫穴；管氏舌针取心穴、肺穴、鼻穴、胃穴、脾穴、肾穴。配穴取四神聪、风池、太阳、头维、上星、印堂、攒竹、鼻通、迎香、地仓、水沟、承浆、廉泉、合谷、列缺、足三里、阴陵泉、三阴交、太溪、照海、太冲。主穴交替取穴，配穴 7～9 穴，隔日 1 次，6 次为 1 个疗程，休息 3 天，继续第 2 个疗程。主穴按"洛书九宫数"行针，凤凰理羽，补法；配穴用补法或平补平泻，凤凰展翅，因穴而异。每次治疗后，患者可恢复味觉和嗅觉 2～3 日，头痛消失数日。治疗 2 个疗程后，味觉和嗅觉基本恢复；头痛及焦虑均有很大改善。治疗仍在继续。

按语：补肾九宫穴、培元九宫穴，具有滋阴益精，补肾壮阳，温补命门，培元益气之功。管氏舌针则有宁心安神，通络开窍，健脾宣肺，和胃理气之效；足太阴脾经"挟咽，连舌本，散舌下"，足少阴肾经"入肺中，循喉咙，挟舌本"。《灵枢·根结》言："少阴根于涌泉，结于廉泉。"故取足三里、阴陵泉、三阴交、太溪、照海、廉泉，治疗舌不知味；肺开窍于鼻，手阳明"交人中，左之右，右之左，上挟鼻孔"，取合谷、列缺，主客原络配穴法，配迎香、鼻通、攒竹，治鼻无嗅觉，水沟、承浆，通调任督二脉，疏通鼻舌气机；四神聪、风池、太阳、头维、上星，安神定志，祛头风，可治阳明头痛。

例 3　患者 Tina C.，女，65 岁，2021 年 10 月 3 日初诊。

患者发病前未接种新冠肺炎疫苗。2021 年 1 月 5 日出现低热，乏力，头部闷痛，周身困重，肌肉酸痛，干咳咽痛，纳呆，胸闷脘痞，入院确诊 COVID-19。经 ICU 治疗后，2021

年 4 月 6 日核酸检测已转阴。2021 年 10 月 3 日到管氏针灸康复诊所就诊。患者自诉心慌心悸，呼吸短促，心胸憋闷，四肢厥冷，自汗，失眠多梦，每晚睡眠 2～3 小时，注意力难以集中，记忆力减退，健忘。舌淡，苔薄白，脉沉细。

辨证：湿热蕴肺，心阳不振，心脾两虚，心神失养。

西医诊断：COVID-19 后遗症。

中医诊断：心悸，不寐，虚劳。

治疗：主穴取补肾九宫穴、培元九宫穴；配穴取益脑十六穴、尺泽、郄门、神门、内关、通里、心俞、厥阴俞、巨阙、膻中、脾俞、足三里、百会、印堂、安眠。主穴交替取穴，配穴 7～9 穴，隔日 1 次，6 次为 1 个疗程，休息 3 天，继续第 2 个疗程。主穴按"洛书九宫数"行针，凤凰理羽，补法；配穴用补法或平补平泻法，凤凰展翅，因穴而异。治疗 1 个疗程后，心慌心悸，呼吸短促，心胸憋闷症状消失，四肢循环改善，出汗减少。2 个疗程后，睡眠增加至 4～6 小时，治疗仍在继续。

按语：补肾九宫穴、培元九宫穴补肾益精，培元益气；管氏益脑十六穴可安神定志，补益髓海；尺泽为肺经子穴，阴中隐阳手法，可泻肺湿热，兼补肺益气；神门为心经原穴，内关、通里为络穴，郄门为心经郄穴，合用可宁心安神，宽胸定悸。心俞、厥阴俞、巨阙、膻中俞募相配，可调补心气以定心悸；

百会、安眠调和阴阳，宁心安神；脾俞、足三里，健脾益气，培土生金。

（三）讨论

1. 关于 COVID-19 后遗症的远期疗效观察，尚未查到权威机构的综合评价报告。目前，西医采用抗组胺药，如苯海拉明、非索非那定及盐酸羟嗪，来缓解患者疲劳、注意力障碍等症状；萘普生或泰诺（酚麻美敏）治疗头痛及肌肉疼痛等症状，均有一定疗效。在美国，有关中医治疗 COVID-19 后遗症的文献较少，有人在 2021 年的系统性文献综述中报道，中医（包括针灸、中药、气功等）治疗 COVID-19 后的抑郁、焦虑、失眠等有明显疗效。另有案例报道，中药结合针灸成功治疗 10 例 COVID-19 引起的腹泻。

2. 中医药对 COVID-19 后遗症的干预治疗具有自身独特的优势，通过发挥整体辨证论治，对多系统损伤均有改善作用。杨宏志等采用香藿喷雾剂联合基础康复疗法治疗 COVID-19 恢复期余毒未清证取得了较好的临床疗效，能明显改善患者恢复期临床症状。对 122 例恢复期 COVID-19 患者用光谷济生方进行治疗，能明显改善患者的临床症状。根据全国各地的 COVID-19 中医诊疗方案，恢复期组方用药的核心药物为党参、黄芪、沙参、麦冬、藿香、砂仁等，核心治法为健脾益肺，益气养阴，化湿祛邪等。史锁芳等采用扶土生金康复方不仅能改善 COVID-19 患者的临床症状，同时还可改善患者的免疫功能。

3. 石学敏等提出 COVID-19 恢复期治疗中应发挥针灸的核心作用，针灸治疗目的是清除余毒，恢复元气，促进脏器修复，恢复肺脾功能。针灸推拿、中药贴敷、刮痧拔罐、功法锻炼等方法，可用于治疗不同 COVID-19 后遗症。罗志辉等采用标本配穴毫火针治疗能明显减轻 COVID-19 恢复期患者咳嗽、乏力、胸闷等后遗症，并能减轻焦虑抑郁等精神症状，还可促进肺部炎性吸收，改善肺通气功能。热敏灸能够有效减轻 COVID-19 患者的负性情绪，改善胸闷、纳差等症状。耳穴压豆可减轻 COVID-19 康复期患者焦虑和抑郁的程度。

4. 管氏针灸治疗 COVID-19 后遗症，参照《新型冠状病毒肺炎诊疗方案（试行第六版）》，遵循经络辨证，以管氏九宫穴为主穴，按照管氏针灸配穴处方学的配穴法选取配穴，注重应用管氏针刺手法，秉承整体观念、病证结合，运用管氏特色针灸疗法，治疗 COVID-19 后遗症，初步收到一定疗效。下一步计划按临床科研要求，分组对照，严谨观察，扩大样本，深入研究。

二、管氏针灸在加拿大的传播

19 世纪末，早期中国移民把中医药和针灸带到加拿大，中医药和针灸主要以私人诊所的形式开展。中医药针灸在整个加拿大的发展主要经历了三个阶段。第一阶段是 20 世纪 70 年代，美国总统尼克松访华以后，针刺麻醉轰动全世界。加拿大著名医师、安大略大学医学院教授斯鲍尔先生当时应周恩来总理邀请前来中国进行访问考察。回国以后，对加拿大的中医药工作大力支持，自此开始了加拿大的中医针灸热潮。第二阶段，1983 年在加拿大联邦商业注册部长琼·伊莎贝尔的支持下，"加拿大中医药针灸学会"正式宣告成立，标志着加拿大中医药针灸的工作真正建立，这一时期加拿大中医药针灸学会支持召开了两次国际性中医针灸学术会议，受到了国内外各界人士的瞩目。同时加拿大中医药针灸学会成为了世界针联的会员，在 7 个省分别成立了中医针灸研究所教育分部。第三阶段是 20 世纪 90 年代及以后，此时加拿大中医药针灸事业进入了全面发展阶段，最明显的标志就是立法，加拿大政府对中医药针灸权限由各省商定。目前，中医药针灸医师可以依据该省法律自行开业，但是不能使公众错误地认为开业者就是西医医师。相信随着时间的推移，中国传统中医药医学在加拿大会越来越受到各界有识之士的支持和理解。

管遵惠教授是加拿大中医药针灸学院客座教授，加拿大中医药针灸学会名誉顾问。管遵惠教授受加拿大中医药针灸学会会长张金达邀请，先后 2 次到加拿大进行学术讲座，在多伦多、温哥华、蒙特利尔等城市进行交流。我们收集了管遵惠教授在加拿大的实践活动及交流随笔，开启了针传四海的工作。

（一）国外针灸治疗艾滋病概况——加拿大之行随笔

近年来有机会到国外进行讲学及学术交流，接触和收集到部分针灸治疗艾滋病的临床资料，现整理如下。

不少学者认为，艾滋病属中医学虚证范畴，主张针刺与艾灸相结合，重用灸法（有的国家禁用明火艾灸），这是治疗本病的原则。

选穴原则：①调整免疫功能，提高机体抗病能力，主穴取足三里、肺俞、膏肓、膈俞、神门、关元、气海、命门、肾俞、三阴交。②针对艾滋病辨证取穴，如脾胃虚损取足三里、公孙、脾俞、胃俞；热盛痰蒙取大椎、水沟、劳宫、丰隆等。③根据穴位性能取穴，如大椎退热、阴郄止汗、丰隆化痰、筑宾祛毒等。

本病有出血及易感染倾向，忌用放血疗法和化脓灸。

本病证情复杂险恶，要根据病情适时辅以支持、抗感染、中药等综合疗法。

艾滋病最初表现为卫表失固，气血不足；之后逐渐出现肺、脾、肾等脏器受损及虚衰之象。针灸治疗一般每周2～3次，基本手法以补法为主。常用穴位有曲池、合谷、外关、足三里、关元、气海、大椎，根据受累脏腑常用配穴有中府、肺俞、尺泽、列缺、太渊；或太白、三阴交、公孙、水分；或太溪、肾俞、太冲、血海、肝俞；或内关、神门等。

耳穴主要用于治疗特定区域的疼痛，常选用交感、神门、肺、肝、肾、胃等。

针刺时要严格消毒，使用一次性针灸针，操作时最好戴乳胶消毒手套，拔针后若针孔出血，可用灭菌纱布按压，并给针孔消毒。留针时间一般不超过30分钟。

灸法常用于腹泻及过度疲劳者。腹泻取神阙、止泻穴、天枢、三阴交等；过度疲劳者取督脉穴、背俞穴及足三里、曲池、关元等。

对某些虚弱患者，亦可配合穴位按摩疗法，主要选用背俞穴和头额部穴位。

针灸疗法治疗艾滋病，虽不能完全治愈，但普遍认为其有显著调节和提高患者免疫功能的作用，改善症状。不少学者报道，其可缓解呼吸短促，增加睡眠时间，减轻水肿，减少腹泻次数，使肿大的淋巴结缩小，对神经系统的多种症状均有效，如肢体乏力、麻木、疼痛等。

目前国外学者比较一致的观点是，针灸虽不能从根本上改变发病率及整个发病过程，但可以在疾病的整个过程中给予帮助，并对维护患者最适宜的健康状态起到很大作用。(《健康时报》)

(二) 针灸门诊——加拿大之行随笔

应加拿大中医药针灸学会会长的邀请和安排，我在加拿大安大略省伦敦市针灸诊疗院工作了 2 周。这是一家在伦敦市首屈一指的中医针灸诊疗院，在加拿大有很高的知名度。诊疗院共有 8 间诊室，每间诊室均配备有治疗床、电针机、激光治疗机、太阳灯、红外线灸疗器等。加拿大现行法律规定，凡注册的中医诊疗所，不准使用注射器，不得使用任何针剂和西药，不准采用吸氧、静脉注射等治疗措施，否则就是违法。这家诊疗院采用纯中医的治疗方法，对每位初诊患者都书写正规的中医病历 (有些项目是在印好的中医病历上打钩)，采用传统的针灸疗法，部分患者配合中药方剂，剂型是采用台湾顺天堂药厂生产的浓缩颗粒制剂，像冲咖啡一样冲服即可。每日平均诊疗人数约 50 人，星期一、三高峰期可达 60 人左右，有 2 位专职秘书负责将病例资料输入电脑、分诊患者及收费等事宜。

来这里就诊的患者病种较多，除国内常见病种，如肩周炎、腰腿痛、头痛等多发病之外，有些病种在国内针灸科是很难见到的，如这里每天都有 3～4 例是经医院确诊的癌症和癌症术后恢复期的患者，甚至有的是已扩散的晚期癌肿患者。这里的不少人很推崇针灸对提高免疫功能的疗效，所以有的"患者"并没有病，仍每周针刺 1～2 次，据说是"整体治疗"，提高免疫功能，或有青少年为了增快发育而来接受针灸治疗。在此期间，我接诊了一位患者，男，42 岁，他直言不讳地说自己患有艾滋病，近来腹泻、发热、消瘦得比较厉害，要求针灸治疗。虽然他在很大程度上是慕名而来求治的，但我听说是艾滋病，心里还是有些紧张，赶快请来诊疗院的负责人处理，并跑到卫生间反反复复地洗了三遍手。

来这里就诊的加拿大患者大多文化层次较高，相当有礼貌。看病前都要事先电话联系，预约诊治时间，患者也很遵守时间，如果临时有事不能按时前来就诊，都会来电话致歉，另约治疗时间。使用的针灸针及医疗器械一般都是中国生产的。针灸针是经过酒精浸泡、高压消毒后重复使用的，只有极少数患者要求使用一次性针灸针。多数患者比较怕痛，但还是能够很好地配合治疗。加拿大不允许使用明火带烟的艾条，灸疗一般用代灸膏或红外线灸疗器代替。

加拿大的患者从不给医生送礼或送红包，少数女患者有时会送上几支鲜花表示谢意。每个患者治疗完毕后都给予收费收据，因为加拿大税收很重，个人所得税按经济收入交纳15%～50%，而医疗费是可以抵交税收的。（《健康时报》）

（三）加拿大的中药现状——加拿大之行随笔

过去加拿大联邦政府对中药采取放任的态度，但前提是中药不是药，而是食品，但对中成药却有明确的管制法令。对在市场销售的中成药有以下几种要求：①不是西药；②不能含有西药成分；③不能含有动物成分，尤其是野生保护动物的成分；④标签上不能写有治疗疾病的说明。加拿大卫生部公布了一份"疾病分类一览表"，凡表中列有的疾病，如癌症、哮喘、糖尿病、心脏病及性功能减退等，加拿大卫生部都确认这类疾病不能根治，只要中成药报称对这些疾病有效，都不准许在加拿大出售。尽管目前卫生部尚未对出售不合乎标准的中成药零售商提出监控，但一旦受到控告，有关部门受理后，那就很可能面对巨额赔偿的法律诉讼，导致倾家荡产。

加拿大的大多数中医药师采取避重就轻的方式来维持，尽可能不用中成药，而用中草药来治疗疾病。但中医药最近又面临着一个新的冲击，联邦政府卫生部草拟了"705 号法案"，目前正通过有关渠道征求意见。法令规定了 64 种中草药，其中 20 种中药将受到政府的管制，而这 20 种中药中，有许多都是常用的中草药。如果"705 号法案"一旦通过，中医药在加拿大将备受限制，前途暗淡。目前，在加拿大以华人为主体的中医药界正联合起来为维护自己的权益而抗争，希望政府对"705 号法案"慎重考虑，呼吁政府能为华人的权益着想。（《健康时报》）

（四）严格的加拿大医学教育——加拿大之行随笔

目前在加拿大，医生的比例约占人口的 10‰，但在大学中，医疗专业仍是最热门的专业之一。在加拿大，成为一名有处方权的西医师是不容易的，首先要进大学学习 4 年的基础课程，达到规定的学分后才能报考医学院。报考时除了大学基础课成绩外，还要有业余参加社会公益工作（义务劳动）的证明，此外还需持有 3 名有一定社会声望的知名人士（如教授、议员等）的推荐信，以上材料齐备，方能报名参加笔试。笔试采用美国医学考试中心提供的试题，内容除包括数、理、化、史、地、文学等内容外，还涉及社会科学的范畴，如对全面禁烟的评论、对当前青少年吸毒现象的看法等。笔试从上午 8 点至下午 5 点（中午有 1 小时的吃饭休息时间），笔试合格者才能取得面试资格，面试重点是考察考生的表达能力、口才和对问题的独立见解。有的学生由于腼腆不善辞令，或答辩时缺乏自信心，尽管在校成绩一贯优秀，也同样会遭到落第的厄运，这与我国高考以分数录取是大相径庭的。经过这样近乎苛刻的考试，能够录取的幸运儿当然是寥寥无几了。西安大略大学（韦仕敦大学）医学院今年招收了 96 名学生，报考者竟达 3000 余人，报考人员中不乏已经获得其他学科的硕士、博士学位的在职人员。在当前加拿大经济不甚景气的情况下，不少人为了谋求工作相对稳定、收入较丰的医生职业，不惜抛弃所学专业，另辟蹊径。

在加拿大要取得医生的头衔，必须是在国家认可的医学院校中读满 7 年的毕业生，而且这样的毕业生只能获得一般医生的行医资格（普通内科的"家庭医生"），要想成为专科医生（如心脏外科、神经外科医生），还必须加修 2～3 年，甚至更长时间的专科课程，才能担任。但一旦获得医师资格，在加拿大一般是不会失业的，即便是开私人诊所，亦可根据诊治患者的多少，直接向政府按劳取酬。因为在加拿大，医疗费用基本由国家承担，特别是住院患者，费用全包。一般的家庭医生，年薪 10 万～20 万加元，专科医生年薪平均 30 万加元左右，少数著名外科医生年薪可达 40 万～50 万加元。加拿大联邦政府亦为庞大的医药费用所困扰，医疗保险开支已超过整个国民经济总支出的 30%。目前加拿大联邦政府正在酝酿寻求医疗改革的新途径。(《昆明日报》)

附 1：狗木花（加拿大之行随笔）

应加拿大中医药针灸学会和加拿大中医药针灸学院的邀请，我再次赴加讲学 1 个月。由于签证等原因，我到达大洋彼岸的时间比预定晚了 2 个月。

加拿大的春天来得晚，一般 4 月下旬树木才抽芽吐蕊，6 月初的多伦多郊区已是一片郁郁葱葱，树木已全披上了绿色的盛装，焕发出一派春天的盎然。凭窗眺望，我诧异地发现，在我下榻小楼的后花园里，居然还有几簇狗木花在树梢傲然盛开，像是特意在欢迎我这迟到的东方客人。望着那花形似狗耳朵，稍带几缕暗红花蕊的白色狗木花，我想起了一位加拿大老华侨讲述的一个娓娓动听的故事。

大约在 200 年前，多伦多市的郊区一片荒凉，一对华人夫妇带着一只中国犬，远涉重洋来到这里开荒种地。他们辛勤的耕耘，换来了肥沃土地殷厚的回报，广袤的黑土地四季都飘散着五谷的芬芳。中国犬"难难"在这片异国的土地上长成了一只雄壮的猎犬，成为这座中国庄园的忠诚卫士。一天上午，一只豺狼来庄园偷食家禽，遭到"难难"勇猛的追咬，豺狼在负伤逃窜中误入客堂，撞倒了主人从中国带来的宋代瓷瓶。主人归来，见家传的瓷瓶被打碎，误为"难难"所为，非常生气，将"难难"拴在院中的一棵树上，不喂饮食，以示处罚。这天夜里，受伤的豺狼带领一大群豺狼来报复，由于"难难"被拴在树上，受到众豺狼的轮番攻击，寡不敌众，终因体力不支被咬成重伤。待主人唤请村人赶到时，农场留下一片咬死的鸡鸭羊群，豺群已逃之夭夭了。主人噙着眼泪歉疚地抚摸着奄奄一息的爱犬，"难难"深情而留恋地望着主人，无怨而欣慰地死去。主人把爱犬埋在院内的树下，使它不至死后孤单；"难难"用它仅存的血肉躯体回报，滋养着与它朝夕相处的小树。一年之后，这棵从不开花的小树，迅速长成一棵大树，并在次年早春五月，在树叶尚未发芽之前，满树盛开出形似狗耳朵的一簇簇白色的花。由于狗在临终前斑斑血迹未干，在花瓣和花蕊仍留了一缕缕暗红色的印迹，主人深情地称为"狗木花"。中国犬以忠诚和情笃，赢得了当地人们的敬重和爱戴，参观"狗木花"者人群如潮。从此，这种树伴随着动人的传说，传遍了加拿大和美洲各地。

虽然，我从植物学相关书籍上知道，狗木树是北美洲特产，早于印第安部落在这片土地上生活时便已存在。但在此时，我望着这尚未凋谢的狗木花簇，心里希望这故事是真的，因为它蕴含了情切的内涵和梦幻的联想……（《健康时报》）

附2：一日三餐（加拿大之行随笔）

加拿大的早、午餐比较简单，早餐大多是仅喝一杯饮料，配2片面包或1个油煎鸡蛋而已，这对我这个早餐吃惯了米线和烧饵块的云南人来说，似乎太简单了一点。只要条件允许，我总要附加上一包方便面或一碗泡饭，才觉得算是吃了早点。

我所接触的加拿大人，几乎都在工作地点食用午餐。起初午餐给我送来的是一杯牛肉汤、一个汉堡包、一小盒沙拉（凉拌生菜）和一杯水果汁（或者一个新鲜水果）。刚开始还可以凑合，时间一久我就觉得难以充饥，于是我告诉主人说，午餐我吃不饱，他先是一愣，随后马上笑着说"Sorry"（对不起）！立刻派人给我送来了一份烤鸡脯，大约有半斤重，外带一个足有拳头大的烤马铃薯，还有一小杯果酱。烤鸡充饥，还可以接受，但洋芋当饭吃，却难以下咽，所以大多数情况下我仅取烤鸡精华，而洋芋则悄悄慰问了垃圾桶。

晚饭时间是一段愉快的时光，少数几天是回主人家自己做饭吃，这里的蔬菜品种很齐全，国内有的蔬菜这里几乎都有，包括昆明人爱吃的豌豆尖、贵州人爱吃的折耳根，都可以买到，也有几种我叫不上名的蔬菜，可能是北美特产或是引进的品种。做饭时女主人一般不会帮忙，都是自己动手，女主人仅起到指示何种物品放在哪儿的作用，菜熟后坐享其成，还妄加评论，丝毫没有东道主"照顾不周"的歉意感。晚餐气氛活跃，谈笑风生，其乐融融。但大多数情况下，我们的晚饭都是在餐馆就餐，这也是多数加拿大人的生活习惯。我们光顾过法国餐馆、印度餐馆、日本餐馆等，但我最喜欢的还是中国餐馆。加拿大的中国餐馆很多，有湖南菜、江浙菜，有川味、鲁味，但最多的要数广东餐馆，在这里可以品尝到美味的海鲜和粤味的佳肴。几乎所有的中国餐馆在饭后都会送上一盘"幸运饼"——由玻璃纸包装的空心小饼干，有三角形和菱形，考究的还会做成元宝形状，内夹一张小纸条，上面打印着一段简短的英文，有些是富有哲理的警句，如"不要拒绝等待""笔直的大树，它的根必定是弯的"等；有些是祝福和勉励的话，如"浇水修枝是为了果实丰收""困难是成功的伴侣"等；也有些是诙谐的语句，看了令人忍俊不禁，如"太太是酒瓶，情人是红葡萄酒""听话的丈夫，常常是赢家"等。据说此招最初仅是少数中国餐馆为了招揽"洋人"顾客的生意经，看来收效较好，于是流

传开了。（《健康时报》）

附3：访问白求恩的侄女（加拿大之行随笔）

白求恩的名字在中国几乎家喻户晓，出于对这位伟大的国际主义战士的尊敬和缅怀，我在加拿大中医药针灸学会负责人的热情帮助下，专程驱车到安大略省伦敦市的郊区访问白求恩大夫的侄女贝蒂·卡尼尔女士。

据陪同我们前往的学会负责人介绍，白求恩是加拿大魁北克省人，早年结过婚，后离异，没有子女，现白求恩在加拿大唯一的亲属就是他弟弟的女儿贝蒂·卡尼尔了。目前她在伦敦市郊区经营着一个农场，主要种植蔬菜和水果，由于生产的蔬菜新鲜，品种齐全，培植的水果质优价廉，在当地颇享盛誉。

我们先到农场商店去找她，不巧她不在，她丈夫罗恩正在料理货架，听说我们来自中国，是专程来拜访的，立刻放下手中的活计，热情地陪我们到果园去找她。他们经营的农场很大，我们驱车走了约5分钟才到。

因为是星期天，不少人专程开车到这儿来采摘新鲜水果或购买蔬菜。果园没有围墙，在临时停车场的左边是一片排列整齐的樱桃树林，艳红的樱桃缀满枝头。车场的前面是一大片草莓地，丛丛绿叶中点缀着暗红色成熟的草莓，似翠羽丹霞。田间、林中都有不少人在挑选采摘，在这里边摘边吃掉的水果是不用付钱的，只有将摘好的水果送去过秤时才用付款。收款处设在果园与草莓地之间的一间简易小木棚里，我们在那里找到了贝蒂·卡尼尔女士。

贝蒂·卡尼尔女士热情地接待了我们，请我们品尝樱桃和草莓。贝蒂·卡尼尔女士说，她对中国有特殊的感情，她访问中国时曾被邀请参观过白求恩医科大学，受到师生的热情欢迎和盛情款待。在回忆起中国给她留下的美好回忆和幸福憧憬时，她满是皱纹的脸上焕发出童真般的喜悦。她应我的要求很高兴地和我们合影留念，临别时又送我们一小篮樱桃和草莓，我们很后悔没有事先准备一点中国的小礼物，只好很尴尬地坚持付了款。上车前她向我提出，希望我回国后能为她买一本英文版的《纪念白求恩》，当时我不假思索就一口答应下来，但回国后跑了很多地方的书店，都没买到这本书，我感到十分歉疚，常常觉得愧对了这位远在万里之外的和善的老人。

附4：婚礼见闻（加拿大之行随笔）

6月10日星期六，我应邀参加克丽丝塔·威廉小姐和丹纽先生的婚礼，婚礼在基督教的路德教堂举行。下午一点半左右，参加婚礼的客人纷纷来到教堂，也许是人们对上帝的敬畏，80多位来客中只有2个小孩，客人们都安静地坐着，没有寒暄，没有大声地说笑，一派肃穆的气氛。

下午2点整，牧师宣布结婚仪式开始，新娘穿着洁白的婚纱与新郎手挽手在乐声中从大门缓缓走进，后面跟着3对年轻漂亮的伴娘伴郎。伴娘身穿油绿色的连衣长裙，手捧白色的鲜花；伴郎身穿黑色的西装，佩戴玫瑰色领结。走到教堂前面，伴娘伴郎分列两旁，新郎新娘站在牧师面前，聆听牧师讲述教义，牧师对新娘和新郎表示祝贺和勉励，新郎新娘起誓后，牧师宣布结婚合法，新郎新娘交换结婚戒指，互相亲吻。然后新婚夫妻双双在牧师面前跪下，接受牧师对他们的摩顶祝福。接着全体起立，牧师面向十字架祈祷，祈祷完毕，客人们坐下，新娘新郎则在牧师的带领下从侧门走出，在神台面前双双在结婚证书上签字。签字仪式完毕，新娘与新郎手挽手从台上走下，在亲属的簇拥下，缓缓走出教堂。接送新娘新郎的一辆白色新轿车停在教堂门口，客人们送新娘新郎上了喜车。婚礼结束，客人们相互问候道别，各自乘车而去。整个婚礼历时约 50 分钟。

加拿大移民较多，由于来自的国家不同，宗教信仰不一，结婚仪式和婚俗也不尽相同。但婚礼一般都是由女方出钱筹办，当然男方也不能太占便宜，汽车、住房等大宗款项，主要还是男方筹措。

多在结婚当天的晚餐时间举行新婚宴会，参加婚宴的客人不送"红包"，一般都会送上一点小礼品，诸如锅、碗、餐具、灯具等，礼品堆放在一起。婚后由新娘再举行一次以女友为主的小型宴会，在宴会前（或宴会后）由朋友帮助启封打开礼品，相互欣赏，共同祝贺。（《健康时报》）

附 5：游览法斯威公园（加拿大之行随笔）

加拿大伦敦市西郊 30 公里的莱茵河畔，占地 2500 余公顷的法斯威公园就坐落在这里。

公园周围森林茂密，河流两岸枫树成排，公园内的游览区全部覆盖有大片的绿茵草坪。加拿大冬季长而夏季短，当地人都非常喜欢春夏季郊游。青年人和儿童喜欢在游泳池游泳戏水，一些中老年人则在河岸的草地上铺上浴巾晒日光浴，也有的人从车上抬下简易桌椅，烧烤牛肉、土豆野餐。

　　在公园的中心地带，有座在当地闻名遐迩的"拓荒者村庄"。据说 1828—1840 年英国的拓荒者来到这里开荒种地，建立起伦敦市第一个村庄，成为开发伦敦的先驱者。这里完好地保留着拓荒者当时居住过的房屋、商店、教堂、理发店、酿酒的作坊和生产工具，以供游人参观。

　　下午 2 点，一个业余舞蹈团在村庄内为大家演出，演员全是 60 岁以上的退休老人。他们自带音响，自备服装，男士一律穿英式花裙、白长袜、红色袜带，腰间挎一个苏格兰皮包；女式都穿白色的长百褶裙，赤足着轻便皮鞋。演出开始，主持人做简短演说，5 对演员手拉手走到草坪中央，相互对面站定，男子右手弯在胸前，行英国绅士鞠躬礼，女士两手轻提长裙行屈膝礼，随着轻快的乐曲，熟练地跳起苏格兰舞。尽管有的演员已是满头银发，大腹便便，但跳起舞来，仍步履轻便灵活，神态怡然，演员不多，节目紧凑，演出持续了 35 分钟。舞蹈结束时全体演员集体走到场中谢幕，由于天气炎热，每位演员都头冒热汗，脸泛红光，但从他们欣慰的笑容和自得的神态中可以看出，演员们对自己的演出相当满意。据介绍，这个业余舞蹈队隶属于一个退休人员自发组织的社团，他们每周都举办聚会活动，节假日集体组织郊游，附带为民众义务演出，该社团现有成员一千多人。（《健

康时报》）

附 6：迷人的千岛湖（加拿大之行随笔）

从多伦多市出发，沿加拿大 401 号公路东行 200 多公里即可到达度假胜地千岛湖。这里环境优美，景色怡人，一眼望去，四围枫林，湖边翠柳，微波荡漾，万顷晴沙，在碧波澄澈的湖周星罗棋布着 1600 多个小岛，故名千岛湖。

形态各异的小岛，大者不过 1 平方公里，小者只有几平方米，但全都树木成荫，草坪茵茵，小巧玲珑。这里有一条独特的规定：凡屿上不生长 2 棵树以上，就不能命名为岛。

湖中央古堡岛上悬挂着美加两国国旗，这里是美国和加拿大的水域分界线。古堡上驻有美国移民局下设的办公机构，旅游观光的船只可以在两国水域自由往来，但不允许上岸。

大的岛屿多有编号或命名，比较有名的有古堡岛、爱情岛、情人岛、岳母岛等，岛的命名多与岛主轶事有关。如岳母岛，据说查理的岳母是一位爱唠叨的女人，她对精明能干、风流倜傥的女婿很不放心，处处严加防范，事事横加干涉。查理投其所好，在千岛湖购买了小岛，盖了一幢华丽的别墅，请岳母去避暑，岳母非常高兴，放宽了对查理夫妇的约束。小两口将岳母留在岛上，悄然赴西欧旅行去了。第一周岳母很惬意，第二周开始烦躁，第三周寂寞得发狂，第四周开始冷静下来反省，终于意识到自由的可贵。岳母在电话里向女婿诚意道歉，查理与岳母重新和睦相处。岳母为了小两口自由自在地生活，常常独自居住在岛上，故人们称它为岳母岛。

这类故事的真实性无从稽考，但正是这些流传的故事给千岛湖蒙上了传奇色彩，增添了魅力，使其更加令人神往。（《健康时报》）

附 7：蒙特利尔奥运会的光环（加拿大之行随笔）

蒙特利尔戏剧性地获得了 21 届奥运会的主办权，这是蒙特利尔人的骄傲，是蒙特利尔历史上光辉的一页，但魁北克省为此也付出了巨大的代价。

申办 1976 年第 21 届奥运会的城市，几经角逐，最后将在美国的洛杉矶、苏联的莫斯科和加拿大的蒙特利尔三座城市中选定。首轮投票莫斯科 28 票、蒙特利尔 25 票、洛杉矶 17 票，苏联塔斯社提前播发快讯说，莫斯科已在阿姆斯特丹被正式指定为 1976 年第 21 届奥运会主办城市。然而，几分钟后布伦戴奇宣布，蒙特利尔以 42 票对 28 票胜莫斯科，获得 1976 年奥运会的主办权。

蒙特利尔沉浸在胜利的喜悦之中。魁北克省决定投入巨资修建世界第一流的奥运会比赛场馆和供运动员食宿的奥运村，蒙特利尔不负众望，奥运会的中心运动场果然造型别致、设施先进。野鸭头颈式的高大建筑擎天而立，离比赛场馆不远的地方坐落着金宝塔形的奥运村，它曾以设施齐备、服务周全，赢得过各国运动员的赞赏。奥运会的光环创造了蒙特利尔市的辉煌历史。（《健康时报》）

附 8：神醉魁北克（加拿大之行随笔）

魁北克省面积 135 万多平方公里，占加拿大陆地总面积的 1/6，是加拿大最大的省份。进入魁北克省辖区后便会发现，加拿大国旗"枫叶旗"明显减少，而蓝底白十字、四角缀有白百合花的魁北克省旗到处可见，随风飘扬。

魁北克省的省会魁北克市是北美洲最古老的城市，1534 年法国探险家贾克斯·卡蒂尔发现了魁北克地区。现在魁北克城人中 80% 是法裔居民，90% 以上的人讲法语。

魁北克市的房屋全都保留了法国式建筑特色，充满了古代欧陆色彩。沿街数百间大排档式的餐馆和咖啡厅，是魁北克市的特色景观之一，主要街道和大型建筑物前大都矗立着与魁北克历史有关的人像雕塑，有法国探险家贾克斯·卡蒂尔，有北美洲第一个传教士纳发，有捍卫这块领土的法国将军，也有占领这块土地的英国将领，还有这个城市的历届行政长官等。

魁北克市是世界著名的最大港口之一，是大西洋沿圣劳伦斯河进入北美腹地的咽喉要道，这里地势险要，具有重要的战略意义。300年前修建的坚固城墙和古堡现仍保存完好，英法战争中使用过的古炮，仍排列有序地安放在各要塞及古堡城墙下，沿古堡城墙下的山坡修筑了平坦宽敞的木堤走廊，顺木堤走廊漫步，可尽览圣劳伦斯河秀丽壮观的景色，这里也是魁北克市居民的游览圣地。每天傍晚都有许多民间艺人来这里卖艺，有印第安人的民间歌手和乐队演出；有变魔术、玩杂耍的艺人表演；有民间艺术家的演奏；有大学生的乐器独奏和体育表演。在这片人口密度不大的国度里，这里算得上人口密集的热闹场所了。

魁北克市是一座美丽的城市，主要街道两旁都种有整齐的枫树或法国梧桐，市内有许多小型街心花园，路旁的空地都覆盖有修剪平整的草坪。市议会大厦前的大片草坪和喷泉花园，是人们喜爱逗留小憩的地方。距市区不远的魁北克市瀑布，虽不及尼亚加拉大瀑布壮观，但环境幽静，景色怡人，可供游览观赏。（《昆明日报》）

附 9：难忘尼亚加拉大瀑布（加拿大之行随笔）

应加拿大安大略省针灸医师工会邀请，我从伦敦市到米西索加市（Mississauga）进行针灸学术交流。次日在热情好客的学会负责人叶教授夫妇陪同下，驱车前往向往已久的尼亚加拉大瀑布游览。

尼亚加拉瀑布是世界三大著名瀑布之一，位于加拿大和美国交界的尼亚加拉河上。尼亚加拉河在下坠成瀑之前，有鲁那岛和山羊岛突出河面，像两尊中流砥柱，将河水一分为三，形成 3 股瀑布。其中有 2 股在美国境内，统称为美利坚瀑布，流量及景观逊于加拿大瀑布，但芳名可人，雅称"彩虹瀑"和"月神瀑"，其中后者飘逸似新娘婚纱，亦名"婚纱瀑"，深得年轻恋人的青睐。尼亚加拉河巨大的水流十之八九流向加拿大瀑布，约 2 千米宽的河面，从弯曲呈马蹄铁形的悬崖倾泻而下，故名"马蹄铁瀑布"，现习称"加拿大瀑布"。三股瀑布共同组成尼亚加拉大瀑布。尼亚加拉大瀑布以银河倾倒、万马奔腾之势，汹涌澎湃，直捣河谷，咆哮呼啸，远在几公里外就可以听到阵阵春雷。站在河岸的栅栏前，巨大水帘溅起的水花形成氤氲弥漫的水雾，尽管站在 1 千米外的岸边，仍像沐浴在蒙蒙细雨中。瀑布下游不到 2 千米处，矗立着一座拱形钢架桥，横跨尼亚加拉河，连接着加拿大安大略省和美国的纽约州，形状像一条虹，就叫"虹桥"。桥下加拿大一边河岸筑有一个轮船码头，有供游客乘坐的小艇和双层大客轮，穿上艇上特备的塑料雨衣和橡皮帽逆流而上，直达瀑布底谷附近。仰视巨瀑，只见那高达 60 米的空间截面上，马蹄形的瀑布从前、左、右三方倾泻而下，犹如冰滩在坼裂，雪山在坍塌，排山倒海般跌落在近在咫尺的水面，声震天地，飞沫冲天，高达十几米，客轮犹如包围在瀑布当中，船顺水势，高低上下，颠簸起伏，惊心动魄。

游览完我们回到岸上圆形的综合服务大厅，一边喝着咖啡，一边从餐厅的大玻璃窗远望尼亚加拉河的上游，岩石嶙峋，水流弯曲，蒙蒙的水雾像变幻莫测的海市蜃楼，令人神往和遐想……返程时间到了，在叶教授敦促下，我起身去洗手间，当我烘干手正准备出门时，突然有一位黑人青年拉住我左手的衣袖，称我的皮夹克背后抹了一片洗洁精，并用擦手纸帮我擦拭，他的一个东南亚人模样的搭档也帮着擦。我心中诧异，会在什么地方蹭上洗洁精？小伙子非常热情地让我把衣服脱下放在洗手池边擦洗，并顺势将我左衣袖拉下，我正准备脱掉夹克，瞥见几块沾有洗洁精的脏手纸放在池边，怕把夹克衫弄脏，我下意识地用右手拉住衣服，他的伙伴在右侧拉着我的右衣袖催促快脱。就在这时叶教授推门进来找我，忙问："怎么回事？"

我拉着脱了一半的外衣解释："衣背不知在什么地方蹭上了一大片洗洁精，这两位先生正帮我清洗。"叶教授帮我穿好衣服，我转过身发现二人已经走了。走出门外五六步，叶教授突然问我："你没丢失什么东西吧？"我一摸口袋，天哪！左边夹克口袋和右侧裤包里的不少钱物全部不翼而飞！我顿时被吓出一身冷汗！若不是叶教授神奇般地出现，我必定被脱下衣服"清理"，皮夹克右侧拉链口袋里的护照等重要文件，也极有可能被"清洗"掉。到那时，后果不堪设想……

我木然地坐进车里，火红的枫林从车窗外闪闪而过，我头脑里一片空白……

难忘，尼亚加拉大瀑布；更难忘，帮擦"洗洁精"的人！

（《昆明日报》）

第8章 中医针灸在澳大利亚的实践

一、中医针灸在澳大利亚

大约在清代时中医传入澳大利亚，文献记载在 19 世纪 50 年代，维多利亚州和新南威尔士州境内发现金矿，使得大批来自欧美和中国的淘金者蜂拥而至。随着淘金潮，中医林四跨越半个地球来到维州小镇本迪戈，开设了全澳历史上首家中医诊所——林记保康堂草药店。此后，中医在澳落地生根，目前在淘金小镇本迪戈还保留了林记保康堂原址供后人瞻仰。

1972 年很多东南亚华人移民到澳大利亚，这些人中有很多是以中医药为生的世家，他们在华人聚居区陆续开设了中医诊所、中草药店。从业者多为东南亚华人，求医者多为华人。随着中国的改革开放，中澳交流逐渐增多，移民的中国人逐年递增，其中包括有着多年行医经验的中医医师和一批来自中国大陆的中医院校毕业的学生，为中医药在澳大利亚的传播和发展起到了积极的推动作用。不仅广大华人非常信任中医药的确切疗效，而且越来越多的澳大利亚人也逐渐接受中医药疗法。

2000 年 5 月 16 日，澳大利亚维多利亚议会率先通过中医立法法案。这是世界中医史上第一部中医法，开启了西方社会中医立法的先河，也开启了全世界为中医立法的先河。中医立法后，中医师的地位得到承认，保护了中医师正当行医的合法地位，对中医药行业秩序起着良好的规范和管理作用。一些打着中医旗号四处行骗的江湖郎中逐渐被淘汰。公众的健康利益也得到保障，多家保险公司愿意承保中医治疗，治疗者可报销一定比例的就诊费用。

2012 年 1 月 16 日，澳大利亚联邦政府宣布将中医纳入全澳健康行业注册资格认证体系，对中医师进行注册和管理，实现了中医全国立法。自此，中医在澳大利亚就与牙医、护士、助产士、理疗等 13 个健康行业人员一样，成为全国注册的医务人员，得到国家的承认。但中医注册门槛之高让很多中医师望洋兴叹，据澳中医学会统计，2012 年底通过中医注册者仅为 13%，有条件注册者为 87%，其中限制注册者为 25%。有条件注册者的中医师如果想为说英语的患者看病时，必须聘请英文翻译员；而限制注册的中医师，有效期仅为 1 年，然后中医管理局将决定其职业生涯。

澳大利亚是海外唯一在正规大学设立中医本科课程的国家。1991 年在皇家墨尔本理工大学（RMIT University）成立中医教育课程发展委员会，决定在 RMIT 生物医学和健康科学学院开设正规中医学士和硕士教育课程。另外，维多利亚大学、悉尼理工大学、西悉尼大学、悉尼科技大学等先后开设了中医学系。初学时大多为华人或华裔，现在 80% 以上是当地的澳大利亚人。

目前，澳大利亚与中医药相关的学术团体有 23 个，其中有澳大利亚中医学会（CMASA）、澳大利亚全国中医药协会（ATCMA）、澳大利亚针灸中医协会（AACMA）等。这些中医药团体联合起来可以反映行业呼声和愿望，加强行业与政府之间的沟通和协调，使得中医药朝着有利于中医规范、健康、可持续的方向发展。

中医能在澳大利亚获得国家承认，最根本的原因还是过硬的疗效。在澳大利亚的现行政策下，患者看一次西医可能一分钱不花，看一次中医需要花费 80～100 澳元。这种情况对中医疗效要求非常高，不然患者就不会来了。神奇的疗效使得中医在澳大利亚市场上迅猛发展，据澳大利亚全国中医药针灸学会联合会提供的数据，截至 2019 年 3 月，全澳注册中医师共有 4857 人，多数在新州和维州。澳全国目前大约有 5000 家中医及针灸诊所，每年门诊 280 万人次，80% 的患者以英语为母语。

二、管氏针灸在澳大利亚

杨梅于 2007 年 3 月移民至澳大利亚维多利亚州，彼时维多利亚州已经对中医执业立法，注册前首先需要认证学历证书和成绩单，获得注册考试资格。考试分为理论和临床部分，需要用英文通过所有专业考试，或者要求英文雅思七分。理论部分涵盖了大学所学的中医西医基础理论和专业理论，包括生理、病理、药理、毒理、解剖、病因病机、诊断、治疗等。除了考查中医专业知识部分，还需要考核澳大利亚中医执业规范、控制感染、伦理道德等法律法规。临床部分需要看 2 个真实病例，每个病例一个半小时，需要完成中医四诊、辨证、诊断、治疗（包括针灸和中药治疗），完成 2 份大病历（相当于国内的首次住院记录）。期间要求有良好的与病患沟通的能力，还需要向考官解释诊断和治疗依据，并回答考官提问。

杨梅于 2010 年 2 月在墨尔本开设了中医诊所，执业十来年，病患除了华人还有相当一部分澳大利亚本地人、越南、马来西亚、新加坡、印度及中东国家的人。针灸是一种普遍受大家欢迎的中医疗法，治疗范围除了针灸科常见的痛证、偏瘫，还涉及内科、妇科、精神科等，包括胃肠疾病、失眠、抑郁、焦虑、月经不调、不孕不育、试管婴儿助孕、催产等。

杨梅来澳大利亚前曾在昆明市中医医院工作过 10 年，有幸在针灸科主任、国家名中医管遵惠教授领导下工作，学习并积累了不少管氏针灸学术流派的许多经验。在澳洲执业期间，杨梅经常运用管氏针灸治疗痛证和神经系统疾病，疗效显著，赢得广大患者的口碑和信任，具体举例如下。

例 1 患者，女，55 岁，越南人，2019 年 1 月 16 日初诊。

主诉：右侧面瘫 10 天。

现病史：右侧面瘫，右眼闭合不全，右耳疼痛，右侧面部轻度肿胀，不能抬眉、皱鼻，右侧面部紧绷感，未服激素类药物，在他处服用中药及针灸治疗数次，感咽喉疼痛，大便干结。舌质红，苔薄黄，脉弦滑微数。有高血压病史和高胆固醇史，目前服用小剂量阿司匹林和降压药，血压稳定。

诊断：面瘫（脉络空虚，风热中络）。

治则：祛风清热，疏通经络。

治疗：取双侧风池、太阳、地仓、迎香、颧髎、右颊车、牵正、攒竹、阳白、左合谷。浅刺轻刺激，泻法，并加右侧耳尖放血。每周 3 次，共治疗 4 次痊愈。1 月 25 日来诊右眼闭合自如，抬眉皱鼻等动作基本正常。

根据不同病程阶段采取不同的治疗措施。

1. 急性期（发病第 1 周）双侧取穴，取穴宜少，浅刺，轻补轻泻，留针 20 分钟，风热型可加患侧耳尖放血，风寒型适当配合艾灸患侧。

2. 稳定期（发病第 2 周）双侧取穴，平补平泻，刺激稍强，风寒型配合患侧面部及耳后温和灸 15 分钟。

3. 恢复期（发病第 3～4 周）双侧取穴，可采取双手同时进针，平补平泻，以平衡阴阳，避免强刺激。

4. 后遗症期（发病 1 个月后）双侧取穴，双手同时进针，避免强刺激，以免留下口眼联动症或面肌痉挛等后遗症。这是管遵惠老师独特的双手针刺方法，必须反复训练才能熟练掌握。

例 2　患者，女，62 岁，柬埔寨华侨，2020 年 6 月 4 日初诊。

主诉：腰痛 4 天。

现病史：患者有 $L_{3\sim4}$ 腰椎间盘突出症病史 10 年余，4 天前因弯腰不慎诱发腰痛，疼痛向上放射至背部，向下放射至双臀部，疼痛较剧，以酸胀为主，弯腰明显受限，腰部及下肢无力。无双下肢放射痛。面色少华，L_3压痛明显，双侧腰肌压痛，双臀大肌外侧压痛。舌质淡红，苔薄黄，边有齿印。脉弦细。

诊断：腰痛（肝肾阴虚，筋脉失养）。

治则：补益肝肾，濡养筋脉。

治疗：L_3为中宫，依次取脊椎九宫穴，坎离宫温针灸，加双侧委中、环跳、肝俞、太溪。捻转补法以九宫穴的行针顺序与次数，按"洛书九宫数"施行补泻法行针。留针 20 分钟，每周 1 次，针灸 3 次。2020 年 6 月 18 日停止治疗，腰痛消失，弯腰自如，近期治愈。

采用管氏脊椎九宫穴取穴法，以腰椎病变椎体为中心定为中宫穴，中宫上下各一个椎体棘突间各定一穴，分别为乾宫、坤宫；左右各旁开 0.5～0.8 寸依次为巽宫、兑宫、坎宫、离宫。坎宫和离宫穴加艾灸。每周 1～2 次，留针 20 分钟。针刺手法按中医辨证行捻转补泻手法，以九宫穴的行针顺序与次数，按"洛书九宫数"施行补泻法行针，即"戴九履一，左三右七，二四为肩，六八为足，而五居中"。管氏脊椎九宫穴适用于腰肌劳损、腰椎间盘突出症、腰椎间管狭窄、第三腰椎横突综合征、腰椎退行性变等。

例3　患者，男，42 岁，澳大利亚人，2019 年 1 月 17 日初诊。

主诉：左膝疼痛 1 年。

现病史：患者长时间站立工作，近 1 年左膝关节疼痛，逐渐加重，目前疼痛较剧，左膝有热感，屈膝不利，不能超过 90°，伴腰膝无力，神疲乏力。查左膝轻度肿胀，局部触感温度稍高，无发红。舌质淡红，裂纹，苔白。脉弦细涩。

诊断：膝痛（肝肾阴虚，血瘀化热，阻滞经络）。

治则：清热活血，养阴通络。

治疗：取膝痛六灵穴，泻法，加内庭泻法，太溪、太冲补法，留针 20 分钟，每周 1 次。2019 年 2 月 3 日四诊疼痛明显减轻，行走屈膝自如。巩固治疗 2 次，患者膝关节疼痛痊愈，5 月随访症状未发。

采用管氏膝痛六灵穴，即阳陵泉、阴陵泉、膝内廉（平内膝眼水平线，胫骨副韧带上，股骨与胫骨之间的骨缝处）、膝外廉（平外膝眼水平线，腓骨副韧带上，股骨与腓骨之间骨缝处）、膝下（内外膝眼连线上，髌韧带中点）、髌骨（髌骨外缘上 2 寸，梁丘穴两侧旁开 1.5 寸，左右各一对）。配合辨证取穴，如肝肾不足加太冲、复溜，气血不足加足三里、三阴交，气滞血瘀加血海、太冲，电针治疗，每周 1～2 次。管氏膝痛六灵穴适用于膝关节损伤、膝关节退行性变、膝关节滑膜炎、风湿性膝关节炎等。

例4 患者，女，40岁，澳大利亚人，2021年4月27日初诊。

主诉：右足跟痛10个月。

现病史：右足跟内侧及外侧疼痛，长时间站立时隐隐作痛，行走时疼痛加重，锐痛，跛行，遇寒疼痛加剧，伴腰膝无力。B超显示跟腱炎。舌质淡暗，脉紧涩。

诊断：足跟痛（气虚血瘀，寒凝筋脉）。

治疗：取跟痛六平穴，跟腱采用齐刺法，温针灸，留针20分钟。每周1次，治疗7次。2021年6月11日来诊疼痛基本消失。3个月后随访足跟痛未发。

采用管氏跟痛六平穴，即跟腱穴（太溪与昆仑连线上，足跟腱中点）、失眠穴（足跖下后跟部的中点）、肾根穴（足跟骨前缘，涌泉与失眠穴的连线上，失眠穴前1.5寸）、女膝穴（足后跟正中线与跟骨中点），加上照海、申脉穴。根据疼痛部位使用温针灸，收到显著疗效。管氏跟痛六平穴适用于足底筋膜炎、跟骨痛、肾虚足底疼痛等。

例5 患者，女，中国人，32岁，2021年5月20日初诊。

主诉：右侧耳鸣 3 周。

现病史：患者幼时因中耳炎致耳鸣耳聋，经针灸治疗数次后好转。此次为产后半年，3 周前因感冒出现咽痛，鼻塞，服用抗生素 1 周后咽痛改善，但出现右侧耳鸣，耳部闷塞感，似有物蒙住耳窍，鸣声如风吹，安静时较明显。大便干，头痛。舌尖红干，苔薄黄，脉细数。

诊断：耳鸣耳聋（风热外袭，阻滞清窍）。

治则：疏风清热，通窍。

治疗：取右侧管氏耳病六聪穴，配合双侧曲池、外关、中渚、太阳，用泻法，留针 20 分钟，每周 2 次，共针 5 次而愈。末次治疗 2021 年 6 月 18 日，半年后随访耳鸣未发作。

主穴采用管氏耳病六聪穴：①医聪，翳风穴后下方 1.5 寸，翳风与风池穴连线中点下 0.5 寸，直刺 0.8～1.2 寸；或针尖朝耳道方向，略向上方刺 1.2 寸。②耳灵，耳郭与乳突交界凹陷处，前对听宫穴，直刺 0.5～1 寸。③听会，耳前陷中，耳屏前切迹前，下颌骨髁状突后缘，张口凹陷处，直刺 0.8～1.2 寸。④角孙，耳郭上方，折耳在耳尖上端，颞颥部入发际处，向后平刺 0.8～1.2 寸。⑤翳风，耳垂后方，下颌角与乳突之间凹陷中。直刺 0.8～1.2 寸。⑥听宫，耳屏与下颌关节之间，微张口呈凹陷处，直刺 0.8～1 寸。配合循经远端取外关、中渚穴；辨证取穴脾虚配足三里、阴陵泉，补法；气滞配太冲、合谷，泻法；肝火配阳陵泉、行间，泻法；肾虚配涌泉、太溪，补法；痰热配丰隆、侠溪，泻法。管氏耳病六聪穴适用于神经性耳鸣耳聋、耳部带状疱疹后遗神经痛、疱疹性面神经炎等耳部疾病。

综上所述，上述痛证和神经系统疾病在澳洲诊所属于常见病、多发病，笔者常运用管氏集合穴和管氏特殊针法配合辨证取穴、远端取穴，屡获良效。同时我们在中医针灸治疗疾病的过程中积极传播中华文化，讲述中国饮食习惯，中老年人尽量少食用生冷食品，日常可配合太极拳、五禽戏的训练。而且管氏集合穴便于记忆，适用性广泛，值得大家推广和使用。

第9章　管氏针灸的国际交流

一、管遵惠教授欧洲考察讲学记

　　管遵惠教授一行于 2018 年 9 月 6 日到瑞士楚察赫康复医院参观，与艾司利曼院长、TCM 明道中医集团 CEO 李一明教授在巴塞尔楚察赫康复医院进行了考察及学术交流。瑞士楚察赫康复医院定为管氏特殊针法学术流派二级工作站，并建立管遵惠老中医传承工作室。

　　2018 年 9 月 7 日至 8 日在瑞士 TCM 明道中医集团楚察赫中医门诊进行"管氏特殊针法"系列讲课，并进行临床示范教学。学员来自全瑞士中医机构，管遵惠教授的讲课受到瑞士中医学界的一致好评。

　　管遵惠教授受聘担任瑞士高等中医药学院·中国南京中医药大学终身客座教授，准备建瑞士管氏针灸博士班。

2018 年 9 月 9 日，瑞士中西医结合学会成立庆祝大会暨第三届瑞士中西医论坛在瑞士首都伯尔尼大学医院（Inselspital）召开，来自瑞士和中国的 60 多位中西医专家出席了会议。精彩的学术讲座及临床示范教学受到与会者一致好评。瑞士中西医结合学会会长马仁海教授向中国名老中医管遵惠教授颁发了学会高级顾问聘书，为推动两国医学领域和文化领域方面的交流与合作，促进中瑞两国的友谊做出贡献。管教授与瑞士伯尔尼大学医院院长 Haudenschild Bruno、TCM 明道中医集团 CEO 李一明博士、瑞士中西医结合学会马仁海会长、明道中医集团楚察赫康复医院针灸专家徐杰合影留念。在庆祝大会圆满结束后，嘉宾及与会人员合影留念。

2018 年 9 月 15 日管教授应邀到比利时首都布鲁塞尔进行学术讲学，学员来自比利时、法国、荷兰、韩国……讲座内容丰富精彩，受到学员一致好评。讲座后管教授给学员颁发了"管氏针灸的理论及临床经验"学术讲座证书。管教授受聘担任欧盟针灸学院终身客座教授，并且管教授赠书予比利时中医药联合会陶会长。

二、管氏针灸国际博士生班

2018 年 11 月瑞士高等中医药学院与中国南京中医药大学联办在瑞士和全球开展管氏针灸国际博士生班，旨在培养管氏针灸学术流派的传承创新人才，通过加强中医思维能力和实践技能的培养，造就"继承传统针灸，遵循经络辨证，传承经典理论，创新特殊针法"的面向欧洲及世界各国的具有国际视野的中医针灸高层次专业人才。

1. 中医文化传承模块

在"中国—瑞士中医中心的框架"下，秉持传承中医文化特色，以教育、科研和创新为宗旨，以立体展现原汁原味中医本来面目为目标。通过自学、游学、面授的方式开设 4 门课程，培养中医针灸高层次国际专业人才。

2. 管氏针灸理论及临床模块

该部分由经络腧穴学、管氏经络辨证针灸法、管氏针刺手法学、管氏特殊诊疗技术、管氏针灸临床经验等构成，主要培养研究生学习和掌握经络循行、穴位定位归经及主治功能、管氏经络辨证、管氏针刺手法、管氏特殊诊疗技术、管氏针灸治疗经验等知识和基本技能的熟练掌握，并培养运用管氏针灸的临床诊疗方法和诊疗思维，采用理论讲授结合临床模拟实训、临床见习、案例教学等多种教学模式，注重理论与临床实践相结合。

3. 中医经典理论及学术流派课程模块

通过学习包括内经选读、金匮要略、伤寒论、温病学、神农本草经四大中医基础经典课及针灸医籍选、管氏针灸著作系列等课程，培养对经典文献的理解和中医的辨证思维能力，并了解当代针灸流派名医名家经验及诊疗思维。

4. 选修教材：全国高等中医药院校规划教材（第十版）

①针灸学；②经络腧穴学；③刺法灸法学；④针灸治疗学；⑤局部解剖学；⑥针灸医籍选读；⑦中医基础理论；⑧中医诊断学；⑨中药学；⑩方剂学；⑪推拿学；⑫实验针灸学。通过选读上述 12 本参考书后撰写 4000 字读书报告（170 学时）。

5. 学习方法

(1) 培养方案：参照南京中医药大学同等标准执行。

(2) 课程学习、课题研究和学位论文需在相关导师的指导下进行。

(3) 课程学习可在瑞士或其他国家完成，开题报告、论文答辩及相关调研和中医文化学习在南京及中国内地完成。

(4) 培训周期共 3 学年，6 学期。每学期集中授课 1～2 次，每次 2 周，总课时 272 学时。

(5) 学期安排：博士研究生培养以课程学习为主，实行国际双导师负责制。

(6) 临床实践：在导师指导下从事不少于 300 学时的临床工作，完成不少于 50 个案例的整理总结，并接受该学科专业单位的临床工作能力考核（1 个案例，3 学时）。

(7) 论文发表：在校期间至少完成 4 篇课程论文、2 篇学年论文，其中应至少有 2 篇论文在专业刊物公开发表（符合规范论文要求，1 篇论文 100 学时、公开发表论文 1 篇 250 学时、译文 1 万字 50 学时）。

(8) 学术活动：积极参加学术研讨会和学术报告会，能够独立主持学术报告，结合自己的学位论文进行文献阅读报告。

(9) 博士论文要求：论文的选题应紧密结合临床实际，研究结果对临床工作具有较强的理论意义和实践意义，体现本专业所属方向的特点。论文能反映撰写人具有运用所学知识解决临床实际问题和从事临床科学研究的能力。

(10) 博士论文答辩：修满 120 学分，发表文章，读书笔记，临床工作及游学，案例整理均已完成，方可申请博士学位论文答辩，通过答辩的研究生由南京中医药大学学位评定委员会审核授予相应学科的医学科学博士学位。

(11) 学分结构与毕业学分要求见表 2。

表 2　学分结构与毕业学分要求表

内　容	学　时
博士论文	1080
完成 4 篇，发表 2 篇	700
病案书写 50 例	150
必读参考书和读书报告 4000 字	170
临床跟师	300
专业面授	272
自学课程	328
文化传承	600
总学时	3600
总学分	120 ECTS

三、管遵惠教授的英文版学术著作

管遵惠编著的学术著作《论经络学说的理论及临床运用》，由云南人民出版社于 1984 年 7 月出版。本书 1986 年 6 月获全国西北、西南地区优秀科技图书二等奖，1987 年 2 月获云南省优秀科技图书二等奖。

1988 年 4 月，澳大利亚医师安德鲁斯博士（Andrew Mcpherson），专程到昆明市中医医院师从管遵惠主任进修学习 6 个月，研读此书，回国后学习研究、辛勤耕耘 30 余载。

2019 年 8 月安德鲁斯博士（Andrew Mcpherson）翻译出版该学术著作，*On the Theory and Practical Application of Channels and Collaterals* 一书（图 3），由 BALBOA PRESS 出版社出版，近日在美国、澳洲等地发行。

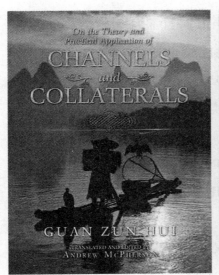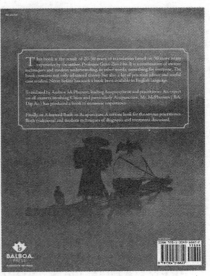

图 3 《论经络学说的理论及临床运用》英文版封面

四、管遵惠教授在国际学术会议、国外医学刊物发表的学术论文

1.《中国针灸はいか汇弁证すらか》
日本·东洋医学の国际情报志《中医临床》（季刊），第 1 卷 6

号 67～70 页，1981 年 9 月；第 2 卷 4 号 79～81 页，1981
年 12 月；第 3 卷 1 号 73～76 页，1982 年 3 月；第 3 卷 2 号
83～86 页，1982 年 6 月；第 3 卷 3 号 71～75 页，1982 年 9 月，
分 5 期连载。

2.《喘息の弁証论治》

《中医杂志》日文版　1988 年第 10 期 20～21 页，1988 年 10 月。

3.EVALUATION OF THE EIGHT MAGIC TURTTLE TECHN-
IQUES（LIN GUI BA FA）FROM TREATIHG EIGHTY
PATIENTS OF ANGIONEUROTIC HEADACHE

第一届世界针灸学术大会交流 1987 年 11 月 22 日至 24 日北京。

4. CLINCAL OBSERVATION ON 100 CASES WITH LUM-BAR
INTERVERTEBRAL DISKS HERNIA BY HOT NEEDLE

第二届世界针灸学术大会交流 1990 年 12 月 5 日至 8 日巴黎。

5. AN OUTLINE FOR CLINICAL APPLICATION OF DIFF-
ERENTIATION OF SYNDROMES IN ACCORDANCE WITH
THE THEORY OF MERIDIANS

世界针灸学会联合会筹备大会暨第二届全国针灸针麻学术讨
论会交流 1984 年 8 月 7 日至 10 日北京。

6. ON THE THEORY AND CLINICAL PRACTICE OF THE
EIGHT THERAPEUTIC METHODS OF LINGGOI

世界针灸学会联合会筹备大会暨第二届全国针灸针麻学术讨
论会交流 1984 年 8 月 7 日至 10 日北京。

7. CLINICAL APPLICATION OF ZIWULIUZHU ACUPUN-
　CTURE THERAPY AND PERSONAL EXPERIENCE

世界针灸学会联合会筹备大会暨第二届全国针灸针麻学术讨
　论会交流 1984 年 8 月 7 日至 10 日北京。

8. A CLINICAL OBSERVATION ON 110 CASES OF HYPE-
　RLIPIDEMIA TREATED WITH ACUPUNCTURE

International Journal of Clinical Acupuncture Vol.2，No.2；1991

美国《国际针灸临床杂志》1991 年第 2 卷第 2 期 147～150 页。

9. ACUPUNCTURE TREATMENT OF HYPERLIPIDEMIA

International Journal of Clinical Acupuncture Vol.2，No.4；1991

美国《国际针灸临床杂志》1991 年第 2 卷第 4 期 387 页。

10. CLINICAL APPLICATION OF ZANMEI POINT

International Journal of Clinical Acupuncture Vol.2，No.4；1991

美国《国际针灸临床杂志》1991 年第 2 卷第 4 期 429～430 页。

11. THE CLINICAI APPLICATION OF POITN HUANEIAO

International Journal of Clinical Acupuncture Vol.3，No.1；1992

美国《国际针灸临床杂志》1992 年第 3 卷第 1 期 81～82 页。

12. ACUPUNCTURE AND MOXIBUSTION ON IMMUON-
　GLOBULINS

International Journal of Clinical Acupuncture Vol.6，No.1；1995

美国《国际针灸临床杂志》1995 年第 6 卷第 1 期 15～18 页。

13. EFFECTS OF ACUPUNCTURE ON IMMUONGLOB-ULINS

IN PATIENTS WITH ASTHMA AND RHEUMATOID ART-

HRITIS

Journal of Traditional Chinese Medicine Vol.15，No.2；1995

《中医杂志》英文版 1995 年第 15 卷第 2 期 102～105 页。

14. A CLINICAL OBSERVATION OF 418 CASES OF LUM-

BAR INTERVERTEBRAL DISK HERNIA TREATED WITH

HOT NEEDLES

第四届世界针灸学术大会交流 1996 年 9 月 20 日至 22 日。

15. CLINICAL OBSERVATION AND RADIOLOGICAL

ANALYSIS OF 436 CASES OF LUMBAR INTERVERTEBRAL

DISK PROTRUSION TREATED WITH HOT NEEDLE

世界针灸学会联合会成立十周年学术大会交流 1997 年 11 月 1

日至 3 日北京。

16. AN OBSERVATION OF THE EFFECT OF HOT NEEDLES

ON HEMORHEOLOGY

世界针灸学会联合会成立十周年学术大会交流 1997 年 11 月 1

日至 3 日北京。

17. HYPERLIPIDEMIA TREATED WITH ACUPUNCTURE

BASED ON MIDNIGHT － NOON CYCLE OF QI：CLINICAL

OBS-ERVATION OF 50 CASES

International Journal of Clinical Acupuncture Vol.9，No.2；1997

美国《国际临床针灸杂志》1997 年第 9 卷第 2 期 125～126 页。

18. APOPLEXY TREATED WITH ACUPUNCTURE BASED ON MIDNIGHT － NOON CYCLE OF QI：CLINICAL OBSERVATION OF 100 CASES

International Journal of Clinical Acupuncture Vol.9，No.2；1997

美国《国际临床针灸杂志》1997 年第 9 卷第 2 期 189～191 页。

19. Clinical Observation of Bi-syndrome Treated by Apisin In jection at Acupoint：A Report 65 Cases

TCM Shanghai Journal of Acupuncturd and Moxibustion Vo13. No.2；2000

《上海针灸杂志》英文版 2000 年第 13 卷第 2 期 45～46 页。

20. Tongue Acupuncture（Part Ⅰ）

International Journal of Clinical Acupuncture Vol.11，No.1；2000

美国《国际临床针灸杂志》2000 年第 11 卷第 1 期 31～32 页。

21. Tongue Acupuncture（Part Ⅱ）

International Journal of Clinical Acupuncture Vol.11，No.2；2000

美国《国际临床针灸杂志》2000 年第 11 卷第 2 期 125～128 页。

22. DR. GUAN ZUN － HUI'S CLINICAL EXPERIENCE IN TREATING SIMPLE OBESITY BY ACUPUNCTURE

JOUrnal of acupuncture and Tuina Science Vo1.1，No.6，2000

《针灸推拿医学》英文版 2000 年第 1 卷第 6 期 6～8 页。

23. Clinical Application of Heat-Acupuncture Therapy

Journal of Traditional Chinese Medicine Vo26. No4. 2006

《中医杂志》英文版 2006 年第 26 卷第 4 期 243～246 页。

24. 针灸の治疗效果向上には弁证论治が不可欠

《日本·中医临床》2008 年 3 月第 29 卷第 1 期通卷 112 号
    4～9 页。

25. 管氏针灸医学流派传承发展概述

第八届台北国际中医药学术论坛暨 2016 第 86 届"国医节"专
    题讲座 2016 年 3 月 11 日至 13 日。

26. 管氏补泻手法学术特点探讨

第八届台北国际中医药学术论坛暨 2016 第 86 届"国医节"专
    题讲座 2016 年 3 月 11 日至 13 日。

27. 管氏乾坤午阴刺法简介

第八届台北国际中医药学术论坛暨 2016 第 86 届"国医节"专
    题讲座 2016 年 3 月 11 日至 13 日。

28. 管氏集合穴临床经验

第八届台北国际中医药学术论坛暨 2016 第 86 届"国医节"专
    题讲座 2016 年 3 月 11 日至 13 日。

29. 管氏针灸经络辨证法提要

第八届台北国际中医药学术论坛暨 2016 第 86 届"国医节"专
    题讲座 2016 年 3 月 11 日至 13 日。

参考文献

［1］Wiener CM. Thomas PA, Goodspeed E, et al. "Genes to society"——
the logic and process of the new curriculum for the Johns Hopkins
University School of Medicine. [J]. Academic Medicine Journal of the
Association of American Medical Colleges, 2010, 85 (85): 253-258.

［2］Lopez-Leon S., Wegman-Ostrosky T., Perelman C., et al. More than
50 long-term effects of COVID-19: a systematic review and meta-
analysis[J]. Scientific Reports, 2021.

［3］管遵惠，管傲然，管薇薇．管氏特殊针法流派临床经验全图解 [M].
北京：人民卫生出版社，2017：61-63.

［4］管遵惠，管傲然，管薇薇，等．管氏九宫穴临床经验 [J]. 中华中医
药杂志，2019，34（10）：4482-4485.

［5］陈璧琉．难经白话解 [M]. 北京：人民卫生出版社，1963：114-116.

［6］管遵惠．管氏针灸经验集 [M].2 版．北京：人民卫生出版社，2016：
59，73-74.

［7］管遵惠，管薇薇，管傲然，等．管氏特殊针法集萃 [M]. 北京：中国
中医药出版社，2014：84-135.

[8] 张隐菴. 黄帝内经灵枢集注 [M]. 上海：上海卫生出版社，1957：38-39.

[9] 李莉，丁丽玲，王祖红，等. 管遵惠益脑十六穴治疗慢性脑供血不足临床经验探析 [J]. 中华中医药杂志，2019，34（1）：165-168.

[10] 管遵惠，管傲然，管薇薇，等. 管氏两仪生化六法针刺手法探微 [J]. 中华中医药杂志，2021，36（1）：272-275.

[11] Pinto M.D., Lambert N., Downs C. A., et al. Antihistamines for Postacute Sequelae of SARS-CoV-2 Infection[J].The journal for nurse practitioners，2022，18(3)：335-338.

[12] Badakhsh M, Dastras M, Sarchahi Z, et al. Complementary and alternative medicine therapies and COVID-19: a systematic review[J]. Reviews on environmental health, 2021，36(3): 443-450.

[13] 史锁芳，张晓娜，王博寒. 中医药干预新型冠状病毒肺炎恢复期后遗症的研究进展 [J]. 南京中医药大学学报，2021，37（3）：473-476.

[14] 杨宏志，林瑞超，董汛，等. 香藿喷雾剂联合基础康复疗法治疗新型冠状病毒肺炎恢复期余毒未清证60例临床研究 [J]. 中医杂志，2021，62（17）：1509-1513.

[15] 万旭英，孟宪泽，李军昌，等. 光谷济生方治疗恢复期新型冠状病毒肺炎的临床效果 [J]. 第二军医大学学报，2020，41（8）：813-817.

[16] 张佳，李晓东. 基于数据挖掘的各地区新冠肺炎恢复期中医药组方用药规律研究 [J]. 湖北中医药大学学报，2020，22（6）：117-121.

[17] 史锁芳，方祝元，熊侃，等. 扶土生金康复方治疗 COVID-19 恢复期肺脾不足证患者临床观察 [J]. 南京中医药大学学报，2020，36（3）：281-285.

[18] 石学敏，仝小林，孙国杰，等. 新型冠状病毒肺炎针灸干预的指

导意见（第二版）[J]. 中国针灸，2020，40（5）：462-463.

[19] 龚亚斌，侍鑫杰，张艳，等．针刺疗法在新型冠状病毒肺炎中的临床应用与实践 [J]. 中国针灸，2021，41（2）：142-144.

[20] 侍鑫杰，龚亚斌，张艳，等．负压病房内管针治疗新型冠状病毒肺炎的实践与体会 [J]. 上海针灸杂志，2021，40（4）：487-490.

[21] 朱津丽，张硕，秦云普，等．新型冠状病毒肺炎后遗症及中西医康复研究概况 [J]. 中医杂志，2021，62（24）：2198-2203.

[22] 王道坤．新型冠状病毒肺炎善后调理之我见 [J]．甘肃中医药大学学报，2020，37（1）：19-22.

[23] 罗志辉，王昆秀，张艳琳，等．"标本配穴"毫火针治疗新型冠状病毒肺炎恢复期后遗症 33 例疗效观察 [J]. 中国针灸，2022，42（7）：760-764.

[24] 黄仙保，谢丁一，邱祺，等．热敏灸治疗新型冠状病毒肺炎临床观察 [J]. 中国针灸，2020，40（6）：576-580.

[25] 李爱军，姚淳，邝春燕，等．耳穴压豆联合八段锦对新型冠状病毒肺炎康复期患者焦虑抑郁的影响 [J]. 护理学报，2021，28（6）：48-52.

[26] 管遵惠，管薇薇，管傲然，等．管氏经络辨证针灸法概要 [J]. 中华中医药杂志，2021，36（8）：4775-4778.

[27] 管遵惠，管薇薇，管傲然，等．管氏针灸配穴处方学概论 [J]. 中华中医药杂志，2021，36（10）：5977-5980.

[28] 管遵惠，管薇薇，管傲然，等．管氏针刺手法体系的传承与发展 [J]. 中华中医药杂志，2021，36（9）：5359-5362.

[29] 管遵惠，管傲然，管薇薇．管氏针灸学术经验菁华 [M]. 武汉：湖北科学技术出版社，2021：2-401.

[30] 梅焕慈，承为奋.悼念承淡安先生——追纪中国针灸学研究社成立五十周年 [J].云南中医杂志，1980（6）：13.

[31] 张德厚.云南中医学院院史（1960—1988）[M].昆明：云南科技出版社，1989.

[32] 陈恩科，张德厚.云南中医学院院史（1960—1999）[M].昆明：云南科技出版社，2000.

[33] 邱纪凤.云南著名针灸专家管正斋 [J].云南中医学院学报，1994（4）：43-45.

[34] 管遵惠.杏轩针经：管正斋针灸学术经验精要 [M].昆明：云南科技出版社，2002.

[35] 管遵惠，管薇薇.管氏针灸经络辨证针灸法 [M].北京：中国中医药出版社，2013.

[36] 郭翠萍，管傲然，管薇薇.管氏针刺手法图解与真传 [M].昆明：云南科技出版社，2018.

[37] 张奇文.中医在澳洲 [J].春秋，1997（6）：40-42.

[38] 郑伟章.中医药立法在澳大利亚 [J].中国医药指南，2006（3）：96-97.

[39] 蔡光先，秦裕辉.中医药在澳大利亚的情况考察报告 [J].湖南中医杂志，2000，16（2）：5-6.

[40] 徐永昌.澳大利亚中医教育的新发展及对我国高层次中医教育的思考 [J].中医教育，1996（1）：48-50.

[41] 乔木林.澳大利亚的中医教育现状点滴 [J].南京中医药大学学报，2001，2（3）：120.

[42] 曲黎敏.生命智慧 [M].北京：长江文艺出版社，2010：164-171.

后　记

本书从中医的起源、文化、历史、发展的渊源与哲学的关系等方面入手，深入地阐述了中医针灸的历史观及宏大精深的发展观。近代中医针灸异军突起，成为国际上的热门话题，并成为被多数人认可的治疗手段，这与无数代的中医名家、仁人志士的艰苦努力，不断发扬壮大中医文化密不可分，本书总结了这其中的一个著名针灸流派——管氏针灸流派在海外传播中医文化的实践活动。最后以主编的一篇发表于《中华中医药杂志》的论文作为后记。

关于中医世界性的探讨

关于中医世界性的探讨，从三个方面来概述，一是中医起源的世界性探讨，从古希腊文明、印度文明与中医的生命起源与本质来论述。二是中医人文的世界性，从医学的服务对象是人、人是宇宙的中心、人的生命和潜能是无限的等方面来论述。三是中医世界性面临的困境与思考，从中医世界性的制约性因素、如何提高中医的现代科学性研究和加强全球中医品牌化建设，来进一步探讨中医的世界性之道路。

目前中医药已传播到 183 个国家和地区，中国与 40 余个外国政府、地区和组织签署了专门的中医药合作协议。统计数据显示，每年有 13 000 多名留学生来华学习中医药，约 20 万人次境外患者来华接受中医药服务。中医药学是"中国古代科学的瑰宝"，也有"打开中华文明宝库的钥匙"之称。传承千年的"岐黄之术"随着"一带一路"倡议的推进，在世界范围的传播与影响力日益扩大，成为中国与世界各国开展人文交流、促进东西方文明交流互鉴的重要内容。

1. 中医学的世界性探讨

纵观世界发展历史，对世界本原及生命的探讨自古有之。全世界的人们在认识生命的过程中，古希腊以水、土、火、气等为生命原质，印度以地、水、风、火为生命原质，中国以金、木、水、火、土为生命原质。这说明五行学说是当时世界历史的流行文化，也是因为初级思维具有象性所致。

由此之后，希腊文明走上了有关世界本质的哲学研究，印度创立了佛教，而中国创立了中医学。中医学与其他文明医学有截然的不同，既是中国哲学的发展演变，也是中国古代科学的发展创新。它的哲学意味使中医学一开始就走向了一条由生命探索人生、从哲学探索生命的漫长道路。它既包含了原初哲学的理性，也包含了由生命本质而导致的理性的，甚至非理性的因素。它的理论根基——阴阳五行学说来源于初始中华文化的取类比象，其哲理玄奥，表现了非凡的想象力。但由于中医学发展得愈加接近人的本质而达到出神入化的境界，而越来越远离人类理性，以致最后成为人类想象力的某种局限，使中医理论一开始就因为其成熟而起于停滞，以至最终停滞不前，最终以经验论的理论水平的形式发展。然而停滞并不意味着失败，中医理论关于生命哲学的探讨，关于人是世界的中心，也是医学的中心的结论就是它的辉煌。它的深入人心，已深深地影响了中国人的思维，并形成一种独特的思维模式在每一个中国人的心里积淀下来，成为我们一种美好的智慧生活方式。如古代医师用望闻问切的方法进行观察，而当代医师在条件允许的情况下，常运用现代检测技术以提高诊断的准确性和疗效评估的可信度。实际上，现代技术手段是眼手耳的科学延伸，应科学、合理地使用，也是中医四诊合参，与辨证论治的具体体现。

目前我国出台了《中医药"一带一路"发展规划（2016—

2020 年）》，为推动中医药"一带一路"建设制订了顶层设计。中医积极参与国家"一带一路"国际合作高峰论坛，并将中医药内容纳入论坛成果清单。通过中医药国际合作专项，支持行业机构开展"一带一路"建设。据统计，截至 2017 年 6 月底，中医药海外中心和国内基地合作国家达 88 个，累计接待重要来宾 260 余位，累计主办、承办国际会议和相关活动约 275 次，累计服务外宾约 13.4 万人次，其中外籍患者约 12 万人次，推动所在国中医药相关法规制定多项，发表国际论文 39 篇，出版外语专著 11 部，承担各类课题 48 个，获得国际专利 2 项，锻炼了一批国际化人才，顺应了时代的要求。

2. 中医学人文的世界性

在世界范围内，关于人的生成、运动、变化及死亡，以及人的本质、人的未来等一系列问题，都是相似的。这些在中医理论中都进行了全面积极的探索，并给予了某些确定的回答，人不再是原始文化中的那个与自然并列混浊不分的生物，也非西方的人是自然的对抗。在中医理论中，人既是自然的产物，又是自然的延伸与精华，人与宇宙交替的基础就在于人是宇宙的精微。"善言天者，必有验于人"，阴阳五行说上是把人与宇宙的关系作为大宇宙与小宇宙的关系来把握，小宇宙作为大宇宙的精确副本，使得人们对大宇宙的知识成为不能实际以人与自然服从着宇宙的同一法则——道，天道即是人道，人道依存于天道，天道服务于人道。

而天道与人道的这种整体和谐也正是迄今为止中医与西医的最大的不同，西医将人看作解剖的器官，将疾病与患者的生命相分离，而中医始终把疾病与患者作为一个整体，而且是与自然息息相关，不可分割的。中医学还将人的生命与健康体系作为其理论的中心与目的，而这种整体观念就是"人的医学"的一种体现，也是未来世界医学的目标。所谓人文的中医学内涵包括以下几个方面。

医学的对象是"人"。医学的对象不应该是"病"，而是"人"。因为疾病不仅仅是局限的，也是不断变化发展的，会销毁腐蚀人的精神，改变人的心理，使人在疾病之下潜伏新的疾病，继而将人的生命健康拖向绝望的深渊，而治病的最终目的是使人体达到"阴平阳秘"的状态。不管是失调状态，还是和谐状态，医生永远关心的是病床上有生命的人，不应该片面地将患者当作不了解的肉体的"物质"，因此中医诊断上强调人与人之间相通的感觉，强调皮肤接触皮肤，强调生命对生命的直接探索，强调各个生命的多样性和特异性。在某种意义上要比机器（西医）对人生命的探索广阔得多，安全得多，也人道得多。世界人的感悟和人道主义同时体现在中医学理论之中。

　　人是宇宙的中心。中医理论的原则是"以我知彼，以观过与不及之理"。因此，人类的尊严正是因为有思想，可以通过自己的思考与探索来认识自然和世界万物，继而更深刻地反省自己，更深刻地认识自然，并把握自己在整个世界的位置。刚好在这个问题上，中医理论就是把人放在宇宙的中心。《说文解字》释人为："天地之性最贵者也"。《礼记·礼运》："人者，天地之心也，五行之端也……天地之心谓之人，能与天地合德。"套用古人一句诗："天不生仲尼，万古如长夜。"又如"天若不生人，万古常如夜"。正是万古之灵——人的存在和人的感悟，才赋予天高地厚难以窥测的宇宙以新的定义，张载的"大甚于心""则能体天下之物"与"为天地灵心"，就是在给冥顽无知的宇宙自然性与目的性。

　　这种成熟的正性理论不仅将外在权威的宇宙法则转化为人的道德、自觉，而且将"天人合一"的可能性划为一种有定义的途径，既东方特有的宁静观。"人生而静，天之性也"，于是无论养心养气（孟子），养心宁静观（荀子），还是"致虚极，守静笃"（老子），"心斋""坐忘"等，都是为了体会宇宙的基本统一性，获得觉悟与自由，达到生命与自然的和谐统一，至善至美的境地，并形成东方特有的智慧养生观念，也是我们追求的幸福健康的目标。

　　人的生命是有限的，"天地之间，人为贵"。孔子认为的贵重的生命都难避死亡，如果"重复""长寿"生命现象在我们的人生经验中最最基本的东西没有更新就不可能获得知识。太阳每天照常升起，而人生这关键的两步却都是一次性的，成为我们无法再体验的盲点……世界的一切宗教都源于人们对死的恐惧和思考，如佛教的轮回与涅槃、基督的永生天国。我国没有强力的宗教意识，佛教不在中国。道教对生与死的探讨在世界宗教中可谓独树一帜，它的成仙之路仿佛仍从死亡的黑暗中杀出一条血路——一颗诱人而又隐含着致命危险的丹药或寂寞漫长的苦修。道教是地道的中国传统宗教，道教的信仰是我即是神，神就是我，神是由人修持努力得来。但是完全不信仰任何神明，它是觉悟，是参透人间的生死人生，生就是死，死就是生，出生便入地，这是典型的中国智慧。这种智慧从庄子的时代便已经开始，而传统医学作为具有形而上与形而下的二重性的人的科学，就不能只沉迷于哲学的冥想之中，它不能无视死亡这种客观事实，并要为这一客观事实找出规律和物质基层。在它看来，人禀天地之气，然而人是有缺陷的，有病的人注定是要死的。人可以死于疾病，但不能死于对生命的无知，它从生物学的角度将死亡看成只能服从的一般法则的自然现象，生命成了毫无神秘的一种可认知的存在。在道教看来，人的生命最为可贵，因此，人生最为重要的任务和最大的目标，就是努力养护自己的生命。道教对生命价值的珍视，融汇于老子观生、修身、存生、保生、贵生、爱生的思想理念中。这些原则表明，道教养生是以自然之道为道教的教义和信仰的。

人的潜能是无限的。中医学没有就此将生命之门关闭，不仅探讨了人的起源、生死、疾病……还探讨了人类生命的升华——养生学。养生意味着把生命当作艺术来追求，是一种试图对生命的超越，它的观念是四种人：真人、至人、圣人、贤人。"真人者，提挈天地，把握阴阳，呼吸精气，独立守神，肌肉若一，故能寿敝天地，无有终时。""至人者，淳德全道，和于阴阳，调于四时，弃世离俗……""圣人者，处天地之和，从八风之理，适嗜欲于世俗之间，无贪嗔之心……""贤人者，法则天地之理，像似日月，辨列星辰，逆从阴阳……"实际上，中国人所追求的其实是一种宗教主义上的永生，追求的不只是普通意义的长生、健康、长寿，而是追求愉快及肉体精神和谐，他追求的是此岸和彼岸的幸福。我们认为西方的宗教信仰追求升天的思想与中国是相同的。

3. 中医面临的世界性困境与思考

近年来，我国中医药行业在加强科研创新、制定行业标准、对接国际规则等方面不断拓宽领域，逐渐摸索出中医药发展的科学路径，中医药国际发展加快推进。据世界卫生组织统计，目前全世界有 40 亿人使用中草药治病。然而，中医药国际发展之路并非一帆风顺。

中医世界性的制约因素。由于和西医从起源、结构及理念等方面均不相同，中医在走出国门时难免遭受质疑与阻力。有的国家认为中医有非法行医之嫌，还有人认为中药材"不靠谱"，国外许多民众还不了解、不认同、不接受中医药。与西方医学相比，传统中医药治疗会因时、因地、因人不同，采取不同的治疗方法，疗效也存在不确定性。加之国际标准欠缺、药物成分多样、药效不稳定等问题，均制约着中医药的国际发展。要想让国际社会充分理解并接受中医药，分享中医药这一中华文化的宝贵遗产，是一项长期的工作，任重道远。

加强中医的现代科学研究。推动中医药国际性，应抓紧复合型中医药人才的培养，既要具有全球视野，又要懂中医、中药，还要能运用国际性语言。同时，还要培养出一批能结合现代技术、进行中医药研究的骨干。由此，在开展中医药治病防病作用机制、物质基础理论、系统研究的基础上，结合现代技术，加快中医药研发步伐，建立符合中医药特点的科技创新体系，以便同国际接轨。

加强中医品牌建设。首先，要把握中国传统文化内涵，深入发掘中医药文化精髓。吴思科说，中医药文化所反映出来的传统优秀思想和精神，在现代科研和传播中具有旺盛的生命力。我们要深入发掘中医药健康养生文化精髓，使其有效地融入现代生活。其次，要让品牌文化融入人的生活。我们要从影响、改变人们行为和生活方式入手，在提升人们健康素养的同时，提高临床疗效，深入传播中医药文化和品牌文化，让中医药文化成为国际文化。最后，中医药品牌国际化发展的要素是文化的相融相通。中医药品牌建设和传播，只有兼容传统和现代、民族与世界的关系，才能实现东西交融的高品质传播。不断加强与其他文化的碰撞交流，吸收所长为我所用，为人类提供更丰富的中医药健康养生文化服务，将成为中医药品牌国际化生生不息之根。

4. 中医的发展

中华民族拥有五千年文明史，孕育了灿烂优秀的中华传统文化，中医学是中华民族优秀传统文化的瑰宝，中医文化是中华文化最好的体现。千百年来中医学为中华民族的繁衍昌盛做出了卓越的贡献，为人们的健康保障并发挥着重要作用，并对世界医学的发展和人类的健康有着积极深刻影响。中医在防病治病实践中，把中华文化有机地贯穿其中，使中华中医文化在世界范围内发扬光大。